降压解暑去疲劳　　活血化瘀效果好
促进循环通经络　　增强免疫疾病少

程振中 编著

图解刮痧

一本通

TU JIE GUA SHA YI BEN TONG

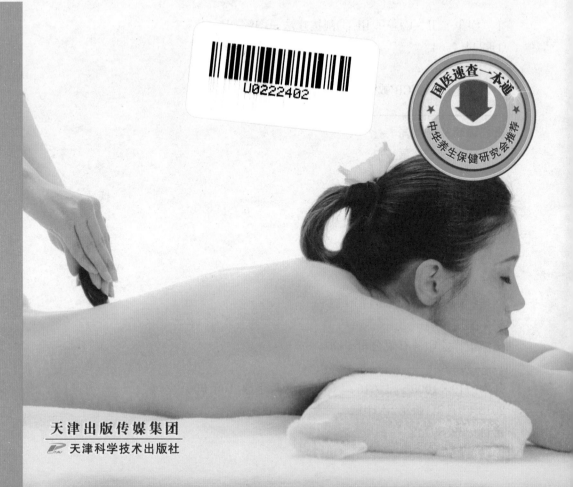

天津出版传媒集团

天津科学技术出版社

图书在版编目（CIP）数据

图解刮痧一本通 / 程振中编著. -- 天津：天津科
学技术出版社，2013.12（2018.9重印）
ISBN 978-7-5308-8573-4

Ⅰ.①图… Ⅱ.①程… Ⅲ.①刮搓疗法－图解 Ⅳ.
①R244.4-64

中国版本图书馆CIP数据核字(2013)第296611号

———————————————————————

责任编辑：王朝闻
责任印制：王　莹

———————————————————————

天津出版传媒集团
天津科学技术出版社 出版

出版人：蔡　颢
天津市西康路35号　邮编 300051
电话(022)23332402
网址：www.tjkjcbs.com.cn
新华书店经销
三河市祥宏印务有限公司印刷

———————————————————————

开本 710×1000　1 / 16　印张 10　字数 160 000
2018年9月第1版第2次印刷
定价：39.80元

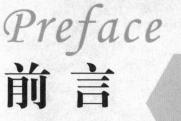

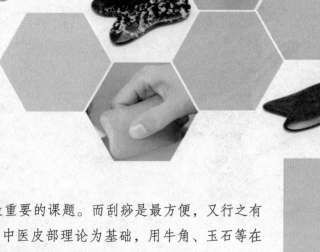

Preface
前言

　　健康长寿是人类最重要的课题。而刮痧是最方便，又行之有效的一个方法。它是以中医皮部理论为基础，用牛角、玉石等在皮肤相关部位刮拭，以达到疏通经络、活血化瘀之目的。刮痧可以扩张毛细血管，增加汗腺分泌，促进血液循环，对于高血压、中暑、肌肉酸疼等都有立竿见影之效。经常刮痧，可起到调整经气，解除疲劳，增加免疫功能的作用。

　　本书系统地介绍了刮痧的理论知识及其特点、操作方法等，且配有精美的图片，使读者一目了然，集操作性及实用性于一体。全书主要介绍了刮痧的来源和发展、经络和刮痧、刮痧的工具、刮痧操作流程、人体七个部位刮痧方法、刮痧的注意事项与禁忌证以及各种常见疾病的刮痧疗法。需要特别说明的是，由于编者水平所限，不足之处在所难免，希望各位读者和业内同人批评指正。

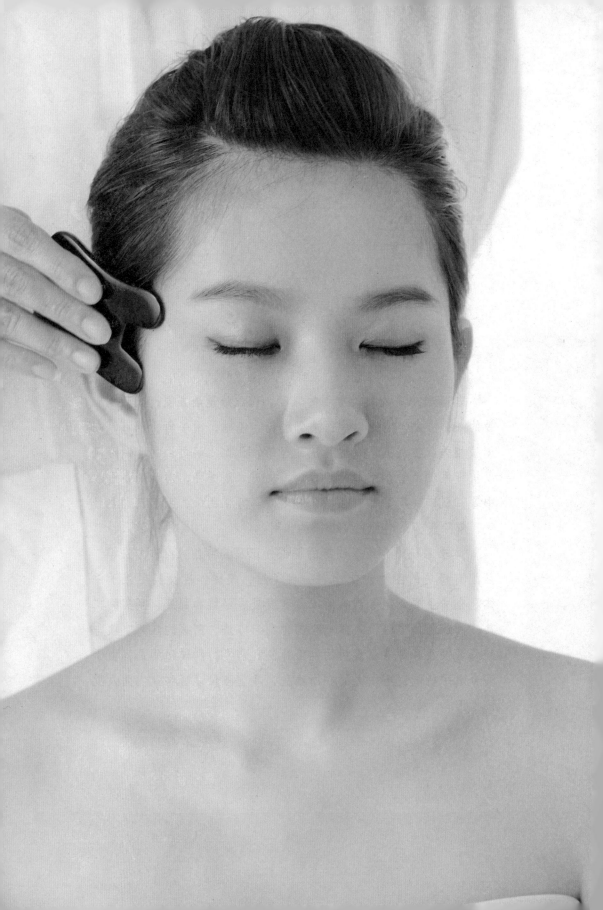

目录 CONTENTS

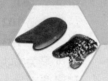

第四章 外科疾病的刮痧疗法

第五章 妇科疾病的刮痧疗法

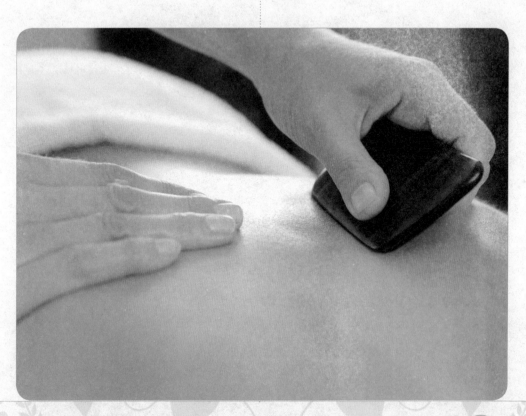

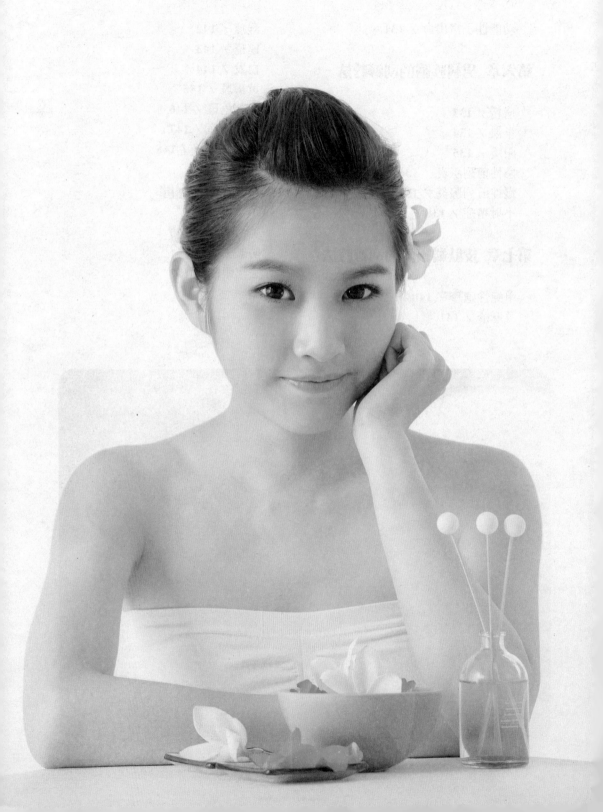

第 一 章

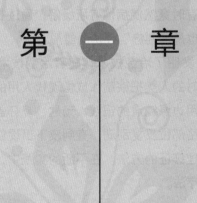

刮痧的基础知识

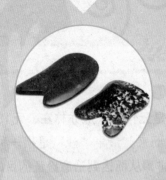

刮痧的起源

刮痧的历史悠久，源远流长。其确切的发明年代及发明人，难以考证。刮痧是砭石疗法或刺络疗法的一种，长期以来流传于民间，薪火相传，沿用不废。

刮痧疗法起源于旧石器时代，当人们患病时，出于本能地用手或者石片刮摩、捶击身体表面的某一部位，有时竟然使病情有所缓解，通过长期的实践与积累逐渐形成了砭石治病的方法，这也是"刮痧"疗法的雏形。

到了青铜器时代，人们发明了冶金技术，随着冶金技术的发展，可以冶炼出铁。铁比砭石更加精细。当时的人类把铁制作成像现代人用的针。随着针灸经络理论的发展，在民间开始流传用边缘钝滑的铜钱、汤匙、瓷杯盖、钱币、玉器、纽扣等器具，在皮肤表面相关经络部位反复刮动，直到皮下出现红色或紫色瘀斑，来达到开泄腠理、祛邪外出、调理痧证的方法。在不断的实践中，这种方法逐渐演变成一种自然疗法——刮痧健康疗法。

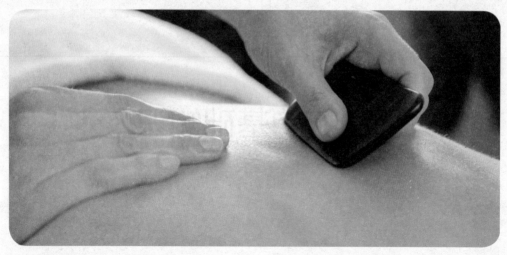

刮痧的发展

较早有文字记载刮痧的，是元代医家危亦林在公元1337年撰成的《世医得效方》。"痧"字从"沙"衍变而来。最早"沙"是指一种病证。刮痧使体内的痧毒，即体内的病理产物得以外排，从而达到治愈痧证的目的。因很多病症刮拭过的皮肤表面会出现红色、紫红色或暗青色的类似"沙"样的斑点，人们逐渐将这种疗法称为"刮痧疗法"。

宋代王裴《指述方瘴疟论》称之为"桃草子"。《保赤推拿法》记载："刮者，医指挨皮肤，略加力而下也。"它多用于治疗痧证，即夏季外感中暑或湿热温疟疫毒之疾，皮肤每每出现花红斑点，亦称"夏法"。

元明以后，民间治疗痧病的经验引起医学家的注意。如，危亦林的《世医得效方》就对"搅肠沙"进行了记述："心腹绞痛，冷汗出，胀闷欲绝，欲谓搅肠沙。"又如，杨清叟《仙传外科秘方》、王肯堂《证治准绳》、虞抟《医学正传》、龚廷贤《寿世保元》、张景岳《景岳全书》等均记载有关痧证及治痧的经验。

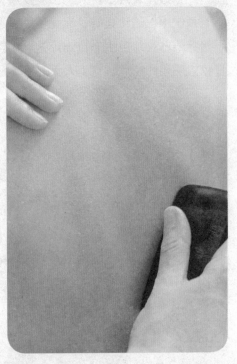

至清代，郭志邃撰写了第一部刮痧专著《痧胀玉衡》，从痧的病源、流行、表现、分类、刮痧方法、工具以及综合治疗方法等方面都做了较为详细的论述。例如，在治疗方面指出："背脊颈骨上下，及胸前胁肋，两背肩痧，用铜钱蘸香油刮之。头额腿上痧，用棉沙线或麻线蘸香油刮之。大小腹软肉内痧，用食盐以手擦之。"此后又有另一部刮痧专著——陆乐山的《养生镜》问世。此二书成为能使刮痧跃为一门专科技术的基石。从此，清代论述痧证的专著日渐增多，有10多部，其他著作中记载刮痧医术的则更多。

痧　胀　玉　衡

刮痧法——背脊颈骨上下及胸前、胁肋、肩臂痧证，用铜钱蘸香油刮之，或用刮舌子脚蘸香油刮之。头额腿上之痧，用棉纱线或麻线蘸香油刮之。大小腹软肉内之痧，用食盐以手擦之。

淬痧法——在头额和胸胁出现小出血点或小充血点，用纸捻或大个的灯草蘸上少量香油点燃，然后用火头直接淬到痧点上，火头爆出一声响即熄灭，再点燃去淬烧其他痧点。

放痧法——在委中穴或在十指尖放血，就是"放痧法"，也叫刺血疗法或放血疗法。

搓痧法——用手指撮拧、拿捏、提拉患者的皮肉，使局部充血或现出血点，此法若用于治疗痧证，则叫搓痧法。

刮痧疗法经过漫长的历史发展，已由原来粗浅直观的治疗方法发展到今天有系统中医理论指导，有完整手法和改良工具，适应病种广泛，既可保健又可治疗的一种绿色生态自然疗法。中国刮痧健康法以其易学、易会、简便易行、疗效明显的特点必将为人类健康事业做出贡献。

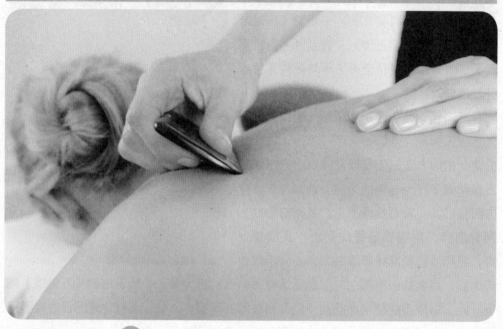

刮痧的工具 ⭕

1.刮痧板

刮痧板是刮痧的主要工具。刮痧通过刺激人体的相关经络、穴位，起到活血化瘀、疏通经络、行气止痛、清热解毒、健脾和胃、调和阴阳、温经散寒、行气活血、增强皮肤渗透性、改善脏腑功能、增强免疫功能的作用，是一种治病防病的非药物、无损伤的自然健康疗法。

刮痧板的选择首先是材质的选择，刮痧板的材质有铁板、瓷器、玉石、水牛角、黄牛角等。

牛角刮痧板是民间传统的刮痧器具，其中水牛角刮痧板使用最为广泛。水牛角质地坚韧，光滑耐用。味辛、咸，性寒。辛可发散行气、活血润养，咸能软坚润下，寒能清热解毒。故这种刮痧板具有发散、行气、清热、凉血、解毒的作用。

玉性平味甘，入肺经，润心肺。据《本草纲目》介绍，玉具有清音哑，止烦渴，定虚喘，安神明，滋养五脏六腑的作用。玉质刮痧板有助于行气活血、疏通经络而没有副作用。

水牛角和玉制的刮痧板，刮拭完毕可用肥皂水洗净擦干或以酒精擦拭消毒。为避免交叉感染，最好指定专人专板使用。水牛角刮板如长时间置于潮湿之地，浸泡在水里，或长时间暴露在干燥的空气中，会产生裂纹，影响使用寿命。因此刮毕洗净后应立即擦干，最好放在塑料袋或皮套内保存。玉质板在保存时要避免磕碰。

刮痧板一般加工为长方形，边缘光滑，四角钝圆。刮板的两长边，一边稍厚，一边稍薄。薄面用于人体平坦部位的刮痧治疗，凹陷的厚面适合于按摩保健刮痧，刮板的角适合于刮拭人体凹陷部位。还有适合经络全息刮拭方法的刮痧板，一侧短边为对称的圆角，其两角除适用于人体凹陷部位刮拭外，更适合作脊椎部位及头部全息穴区的刮拭。

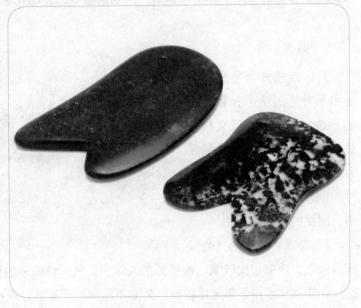

2.润滑剂

刮痧的润滑剂多用兼有药物治疗作用。以有清热解毒、活血化瘀、消炎镇痛作用，同时又没有毒副作用的药物及渗透性强、润滑性好的植物油加工而成。药物的治疗作用有助于疏通经络，宣通气血，活血化瘀；植物油有滋润保护皮肤的作用。

刮痧时涂以润滑剂不但可以减轻疼痛，加速病邪外排，还可保护皮肤，预防感染，使刮痧安全有效。目前符合上述要求的润滑剂有活血润肤脂和刮痧活血剂两种。活血润肤脂的作用较为广泛，因为活血润肤脂为软膏制剂，不但润滑性好，而且涂抹时不会因向下流滴而弄脏衣服，容易被皮肤吸收，活血润肤作用持久，特别适合于面部美容刮痧，可作刮痧和美容护肤两用。

刮痧的手法

1.刮痧的种类

（1）直接刮痧：用刮痧工具直接刮拭人体的皮肤，让刮痧工具所接触的皮肤出现发红发紫的现象，让青紫色、紫红色的痧点、痧斑显现出来。直接刮痧的方法适用于体质比较强壮，属于实盛病证的受术者。

（2）间接刮痧：在刮拭工具和皮肤之间覆盖一层毛巾、棉布等物品。然后使刮痧工具在覆盖物上进行刮拭，直至皮肤出现红紫色、青紫色的痧点、痧斑。间接刮痧适用于年老体弱者、皮肤病患者、婴幼儿等。

2．刮痧疗法

刮痧疗法分为补法、泻法和平补平泻法。补和泻是相互对立、作用相反又相互联系的两种手法，其与刮拭力量的轻重、速度的快慢、时间的长短、刮拭范围的大小、刮拭的方向等有关。

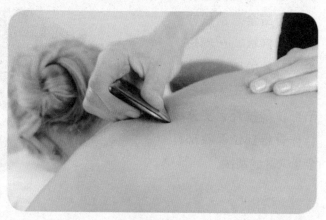

(1)补法：补法刮拭的按压力较小，速度也比较慢，能够激活人体的正气，使低下的机体功能恢复旺盛的状态。补法刮拭多用于年老体弱者，久治不愈者，严重病证或瘦弱虚寒的患者。

(2)泻法：泻法刮拭的按压力比较大，速度也要快一些，泻法刮拭能够疏泄邪气、病毒，使抗病的功能得到恢复。泻法刮拭多用于新病或急病及体格健壮的患者。

(3)平补平泻法：平补平泻刮拭法也被称为平刮法，这种刮拭手法一共有三种。第一种按压力较大，但是速度却比较慢；第二种与第一种相反，按压力比较小，速度比较快；第三种则是按压力适中，速度也同样适中。在实际应用的时候，可以依据病情和患者体质的不同而灵活选择。其中第三种，按压力适中，速度适中的手法比较容易被受术者所接受。平补平泻刮拭法是介于补法、泻法之间的一种手法，适用于正常人的保健或虚实兼见证的治疗。

平刮法

【手法】手持刮痧板向刮拭的方向倾斜15度，这就会使得向下的刮拭力度稍大。在使用平刮法时，刮拭速度随着刮痧板倾斜度的减小而减慢，平刮法是辨别和刮拭疼痛部位的最常用方法。

【部位】适用于身体平坦部位。

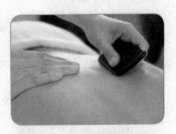

竖刮法

【手法】用刮痧板的边缘部位接触皮肤，并呈现90度的垂直角度，在1寸短距离内进行反复刮拭，在刮拭过程中刮痧板始终不离开皮肤表面。

【部位】通常适用于头部穴位、经络的刮拭。

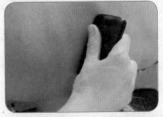

斜刮法

【手法】用刮痧板的边缘部位接触皮肤表面，向刮拭的方向倾斜45度角，按照骨骼、肌肉的走向对穴位进行反复的刮拭。

【部位】主要用于骨骼棱角处的穴位。

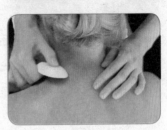

单角刮法

【手法】用刮痧板的一个角部在穴位处自上而下刮拭，刮痧板向刮拭方向倾斜45度。

【部位】常用于肩部肩贞穴，胸部膻中、中府、云门穴，颈部风池穴。

双角刮法

【手法】用刮痧板凹槽处的两角部刮拭，以凹槽部位对准脊椎棘突，凹槽两侧的双角放在脊椎棘突和两侧横突之间的部位，刮痧板向下倾斜45度，自上而下的刮拭。

【部位】常用于脊椎的保健和治疗。

点按法

【手法】将刮痧板角部与穴位呈90度角垂直，向下按压，由轻到重，逐渐加力，片刻后迅速抬起，使肌肉复原，多次重复，手法连贯。

【部位】常用于无骨骼的软组织处和骨骼缝隙、凹陷部位。

推刮法

【手法】刮痧板向刮拭的方向倾斜的角度小于45度大于15度，刮拭的按压力大于平刮法，刮拭的速度也慢于平刮法，每次刮拭的长度要短。

【部位】常用于刮拭疼痛区域。

刮痧的操作流程

1. 治疗环境

治疗环境宜清洁、明亮、空气流畅，室温不宜太高、太低，以患者感觉合适为好。

(1)夏天环境条件：宜在有空调的房间刮痧，温度不宜太低，患者不宜坐在空调风口处及电风扇风口处刮痧，刮痧后不宜在阳光下暴晒，以免中暑。

(2)冬天环境条件：室温不宜太低，可开暖气，但暖气温度不宜太高，以免外出时感冒。

2. 清洁工具

准备好刮拭器具与用品，应仔细检查刮痧板边缘是否光滑，边角钝圆，厚薄适中，有无裂纹及粗糙，以免伤及皮肤。在刮拭之前，应当用75%的乙醇（酒精）对刮拭工具以及刮拭部位进行消毒，防止病菌感染。

3. 体位选择

以坐位、仰卧、俯卧、侧卧位为宜，若身体较虚弱及重病患者、老人等，皆宜取卧位。

4. 刮痧的过程

（1）握板法：一把抓。刮痧板和皮肤角度呈45°。

（2）刮拭力度：轻而不浮，重而不滞，以患者能耐受为度。

（3）顺序：一般从上到下，从内向外(面部、胸部)。

（4）刮拭面尽量拉长，沿途力量一致。

（5）不可来回刮，应朝一个方向刮。

（6）每一个部位刮30～40次，应一个一个部位地刮(出痧即停)。

（7）刮痧间隔时间：3～7日(以痧退为标准)，保健刮痧1日可2～3次。

（8）疗程：10次为一个疗程(1星期2～3次)，休息1星期后再开始第二个疗程。

5.实施步骤

（1）首先了解患者的病史。

（2）医患交流：刮痧时经常询问患者的感觉。

（3）身体刮痧部位充分暴露，且不宜受冷。

（4）在刮痧部位擦适量的活血剂。

（5）刮痧时适当用力局部出现青紫瘀点或暗紫色，说明体内有病，如果没有出现，不可强求。如果蛮用强力，导致皮下血管破裂而出现瘀血和乌青块，此非痧气，而是皮肤毛细血管在暴力作用下受到创伤而破裂，对人体是无益的，切切谨记。

（6）刮痧后喝一杯300毫升的温开水更好。

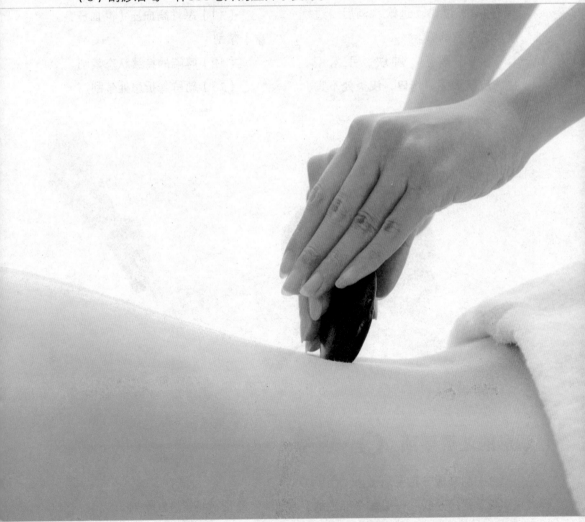

刮痧的禁忌证

（1）有出血倾向性疾病（白血病，血水板减少，出血性溃疡，严重贫血）禁刮。

（2）严重的传染病（重症肝炎，活动性肺结核等）禁刮。

（3）手术后恢复期及孕妇的腹部禁止刮痧，孕妇刮痧不用活血剂。

（4）过饥、过饮、酒后、过度疲劳不宜刮痧。

（5）黑痣、肿块、手术瘢痕、皮肤溃疡、伤口、皮炎处不宜刮痧。

（6）体部有孔处不宜刮痧（如：肚脐、眼、鼻、口、乳头、生殖器等）。

（7）各肿晚期肿瘤禁刮。

（8）皮肤病患处禁刮。

（9）严重下肢静脉曲张禁刮。

（10）严重心脏病禁刮。

（11）恶性高血压（高血压危象）禁刮。

（12）哮喘的持续状态禁刮。

（13）新鲜骨折患处禁刮。

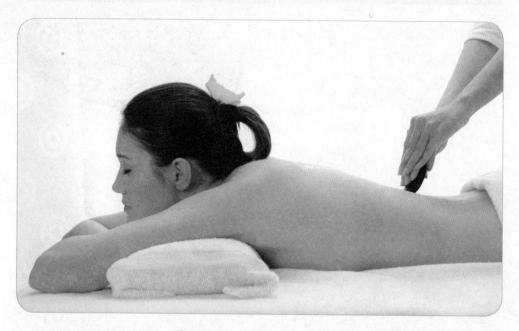

刮痧的注意事项

（1）刮痧板一定要消毒。

（2）刮痧时间：一般每个部位刮3~5分钟，最长不能超过20分钟。

（3）刮痧次数：一般是第一次刮完待3~5天痧退后再进行第二次刮治。

（4）刮痧后3~4小时才能洗澡，禁用冷水洗澡。

（5）刮痧后休息10分钟。

（6）刮痧后活血剂不宜擦干净。

（7）刮痧晕处理方法：平卧，松开领口、腰带，喝温糖水，刮人中、内关、百会、涌泉、印堂、合谷等穴位。

（8）刮痧治疗后，肤色由暗红色变为粉红色，或由暗红色转变为红色，再变为粉红色，此属正常现象，是疾病好转之兆，直到肤色完全变成正常肤色，方可进行再次刮痧。

（9）出痧后1~2天，皮肤可能轻度疼痛、发痒，这些反应属正常现象。

（10）刮痧次序：先上后下，先背腰后胸腹，先躯干后四肢，先阳经后阴经。

人体六个部位刮痧疗法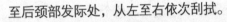

头部刮痧

[刮痧方法] (1)取穴：头维穴、百会穴。

(2)刮拭：头部两侧：刮板竖放在头维穴至下鬓角处，沿耳上发际向后下方刮至后发际处。

头顶部：头顶部以百会穴为界，从前额发际处向百会穴处，向左至右依次刮拭。

后头部：后头部从百会穴向下刮至后颈部发际处，从左至右依次刮拭。

全息穴区：额顶带从前向后或从后向前刮拭。顶枕带及枕下旁带从上向下刮拭。顶颞前斜带或顶颞后斜带从上向下刮拭。额中带、额旁带呈上下刮拭。

[功效] 经常刮拭头部，可促进头部血液循环、消除疲劳、消除头痛、改善大脑供血。

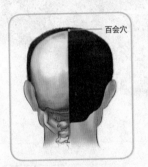

百会穴

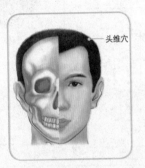

头维穴

[刮痧方法] (1)取穴：迎香穴、人中穴、承浆穴、地仓穴。

(2)刮拭：眼部：在刮拭眼部的时候，受术者要双眼闭合。施术者用刮痧板的边缘棱角处，对准双眼的上眼睑，按照从内眼角至外眼角的路线进行刮拭，以10～20次最为合适。

鼻翼两旁：施术者用刮痧板的棱角处轻轻刮拭受术者鼻翼两旁的迎香穴，两边各刮拭10～20次。

嘴角：施术者用刮痧板的棱角沿着受术者嘴角的周围，分别对其人中穴、承浆穴、地仓穴进行轻轻刮拭，这三个穴位各自刮拭10～20次。

双耳：施术者用刮痧板的棱角轻轻刮拭受术者左右两个耳垂前面，要按照自上而下的顺序进行刮拭，左右两只耳分别刮拭10～20次。

脸面：施术者用刮痧板从受术者眼向下或者从鼻、嘴角向耳方向进行平刮，来回刮10～20次。

在刮拭面部肌肤的时候，一定要尽量采用平刮，并且用力要轻柔，切不可以用力过重过猛，这是因为面部的皮肤比较细腻薄嫩，如果用力或用尖硬部位刮拭会损伤皮肤。对于眼耳口鼻，可以用手指代替刮痧板进行手指刮拭。

[功效] 面部刮痧刺激可改善面部血管的微循环，增加血液和淋巴液、体液的流量，使毛囊细胞得到充分增殖，维护纤维的弹性状态，获得排毒养颜、舒缓皱纹、行气消斑、保健美肤的功效。

面部刮痧

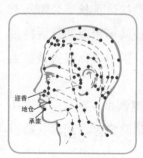

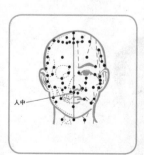

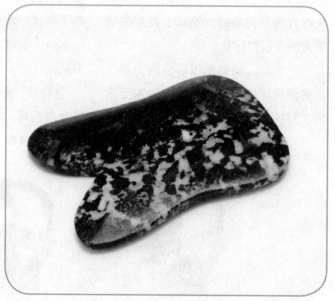

颈部刮痧 [**刮痧方法**] (1)取穴：大椎穴。

(2)刮拭：颈喉：受术者取坐位，施术者用刮痧板从颈喉靠近上颚的地方开始轻柔地向下逐渐刮拭，刮拭3~5分钟，共计10~20下。

左、右颈侧：在刮拭左颈时，头偏向右侧，刮拭右颈时，头偏向左侧，施术者按照自上而下的顺序轻柔刮拭，左右各3~5分钟，各10~20下。

后颈：在刮拭后颈部的时候，受术者应低头。施术者用刮痧板从后发际线开始沿着大椎穴线向下的顺序进行刮拭，刮拭的手法应当采用平刮，以皮肤发红充血、出现紫红色痧痕为准，刮拭20次，时间为5~10分钟。

[**功效**] 颈部刮痧可起到利喉通咽、提神醒脑的作用。

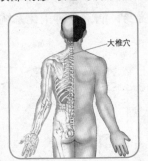

大椎穴

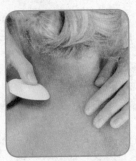

[**刮痧方法**] (1)取穴：夹背穴。　　　　　　　　　　　　　**肩背部刮痧**

(2)刮拭：背部由上向下刮拭。先刮后背正中线的督脉，再刮两侧膀胱经和夹背穴。肩部应从颈部分别向两侧肩峰处刮拭。

用全息刮痧法时，先对穴区内督脉及两侧膀胱经附近敏感压痛点采用局部按揉法，再从上向下刮拭穴区内的经脉。

[**功效**] 肩背部刮痧是刺激体表脉络，改善人体气血流通状态，从而达到扶正祛邪、排泄痧毒、退热解痉、开窍益神等功效。

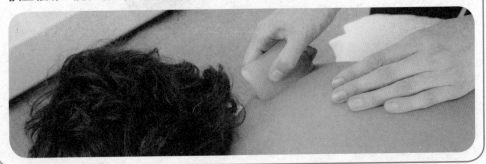

胸、腹部刮痧 **[刮痧方法]** (1)取穴：中府穴、膻中穴、中脘穴、天枢穴、中极穴、气海穴。

(2)刮拭：胸部：胸部正中线任脉天突穴到膻中穴，用刮板角部自上而下刮拭。胸部两侧以身体前正中线任脉为界，分别向左、右（先左后右）用刮板整个边缘由内向外沿肋骨走向刮拭。中府穴处宜用刮板角部从上向下刮拭。

腹部：腹部刮拭的部位也有三条线路：沿着腹部正中从上到下的部位；沿着腹部正中线两边旁开二横指的纵线，从上到下的部位；沿着腹部正中线两边旁开四横指的纵线，从上到下的部位。

腹部刮拭时，受术者取仰卧体位。应该重点刮拭中脘穴、天枢穴、中极穴、气海穴等穴位。

[功效] 经常刮拭胸腹部，可补虚强身、防治各种消化系统疾病。

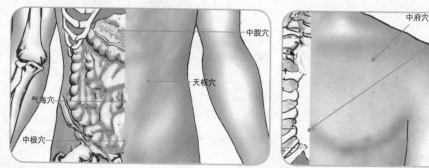

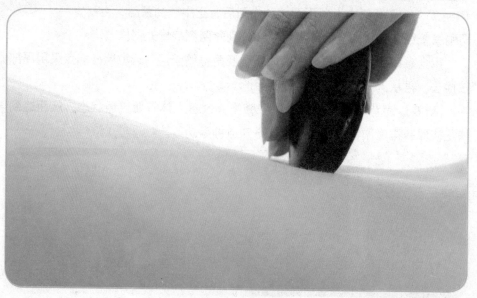

▲上肢

[刮痧方法] (1)取穴：无需取穴。

(2)刮拭：上肢的阳面部位都是从指端开始刮拭的，从外侧的前缘部位直至后缘位置，慢慢地自下而上进行刮拭，刮拭的力度可适当重一些，每条线路刮拭3~5分钟，次数为10~20次。

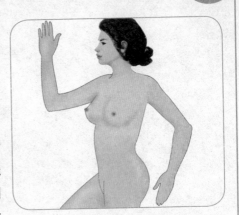

上肢的阴面，都是从腋窝开始进行刮拭，由内侧的前缘线开始直到后缘线处，按照从下到上的顺序进行轻柔的刮拭，每条线路大概要刮拭3~5分钟，次数在10~20次。

[功效] 经常进行上肢部刮拭，能够达到疏通上肢、肘关节、小臂、肩臂经络的目的。能够调和气血，防治上肢麻木、挛缩、疼痛等症状。

▲下肢

[刮痧方法] (1)取穴：无需取穴。

(2)刮拭：下肢阳面是从髋关节的位置开始，从外侧的前缘到后缘位置，按照自上而下的顺序进行刮拭，每条线路都要刮拭3~5分钟，次数为10~20次。

下肢阴面则是从足部位置开始的，从内侧的前缘到后缘部位，按照自上而下的顺序进行刮拭，动作要轻柔，不能用重力，每条线路刮拭3~5分钟，次数为10~20次。

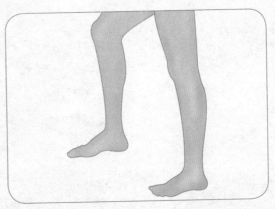

[功效] 经常刮拭下肢部位，能够达到疏通下肢经脉气血、调和阴阳的效果，还能够防治下肢各个关节麻木、疼痛和下肢瘫痪。

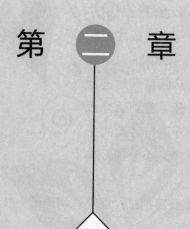

第 二 章

经络和刮痧

JING LUO HE GUA SHA

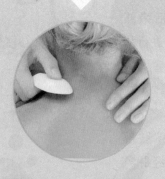

经络系统的功能 ○

经络是运行气血、联系脏腑和体表及全身各部的通道，是人体功能的调控系统。经络主要分为十二经脉、十二经别、奇经八脉、十五络脉、十二经筋、十二皮部等。

十二经脉包括手三阴经（手太阴肺经、手厥阴心包经、手少阴心经）、手三阳经（手阳明大肠经、手少阳三焦经、手太阳小肠经）、足三阳经（足阳明胃经、足少阳胆经、足太阳膀胱经）、足三阴经（足太阴脾经、足厥阴肝经、足少阴肾经），也称为"正经"。

奇经八脉是督脉、任脉、冲脉、带脉、阴维脉、阳维脉、阴跷脉、阳跷脉的总称。

1.手太阴肺经

手太阴肺经为十四经之首，共有11个穴位，起于中府，止于少商，2个穴位分布在前胸上部，其他9个穴位分布在上肢内侧前缘，主治鼻、咽、喉、气管、肺等疾病。

2.手厥阴心包经

手厥阴心包经共有9个穴位，起于天池，止于中冲，8个穴位分布在上肢内侧中间，另1个穴位在前胸上部，主治心脏、循环系统、胸部、神经系统等疾病。

3.手少阴心经

手少阴心经共有9个穴位，起于极泉，止于少冲，1个穴位在腋窝部，而其他8个穴位则位于上肢内侧面后缘，主治精神疾病、心脏、循环系统、消化系统等疾病。

4.手阳明大肠经

手阳明大肠经共有20个穴位，起于商阳，止于迎香，5个穴位在颈、面部，其他15个则分布在上肢外侧前缘，主治面部、眼、耳、鼻、咽喉、口腔、胃肠、胸部等疾病。

5.手少阳三焦经

手少阳三焦经共有23个穴位，起于关冲，止于丝竹空，13个穴分布在上肢背面，其他10个穴在颈部、耳翼后缘、眉毛外端，主治头、面、眼、耳、咽喉、肩、腰背、胸胁等疾病。

6.手太阳小肠经

手太阳小肠经共有19个穴位，起于少泽，止于听宫，8个穴位分布在上肢外侧后缘，其他11个穴位在肩、颈、面部，主治头、项、肩、腰背、手臂及消化系统、精神系统、眼、耳、鼻、咽喉、口腔等疾病。

7.足太阴脾经

足太阴脾经共有21个穴位，起于隐白，止于大包，10个穴位分布在侧胸腹部，而其他11个则分布在下肢内侧前缘，主治消化系统、泌尿生殖系统等疾病。

8.足厥阴肝经

足厥阴肝经共有14个穴位，起于大敦，止于期门，2穴分布于腹部和胸部，12穴位在下肢部，主治胸胁、肝脏、胆囊、脾脏、胰腺、泌尿生殖系统等疾病。

9.足少阴肾经

足少阴肾经共有27个穴位，起于涌泉，止于俞府，10个穴位分布在下肢内侧后缘，17个穴位分布在胸腹部前正中线旁开0.5寸，主治泌尿生殖系统、神经系统、消化系统等疾病。

10.足阳明胃经

足阳明胃经共有45个穴位，起于承泣，止于厉兑，30个穴位在腹、胸部和头面部，而其他15个则分布在下肢的外侧前缘，主治胃肠道及所有五脏六腑之疾病。

11.足少阳胆经

足少阳胆经共有44个穴位，起于瞳子髎，止于足窍阴，15个穴位分布在下肢的外侧面，29个穴位在臀、侧胸、侧头部，主治胸部、肝胆、眼、耳、咽喉、下肢关节痛等疾病。

12.足太阳膀胱经

足太阳膀胱经共有67个穴位，起于睛明，止于至阴，48个穴位分布在头面部、项背部和腰背部，其他18个穴位分布在下肢外侧后缘和足的外侧部，主治泌尿生殖系统、神经系统、呼吸系统、循环系统、消化系统等疾病。

13.任脉

任脉起于胞中，下出会阴，向上前行至阴毛部位，沿腹部和胸部正中线直上，经咽喉，至下颌，环绕口唇，沿面颊，分行至目眶下。

任脉共有24个穴位，主治神经系统、呼吸系统、消化系统、泌尿生殖系统等疾病。

14.督脉

督脉起于胞中，下出会阴，沿脊柱里边直向上行，至项后风府穴处进入颅内，络脑，并由项沿头部正中线，上行巅顶，沿前额正中，鼻柱正中，至上唇系带处。

督脉共有28个穴位，主治痛证、发热、头晕、神经系统、呼吸系统、消化系统、泌尿生殖系统等疾病。

经络与刮痧的关系

经络，中医指人体内气血运行通路的主干和分支。人体运行气血的通道，包括经脉和络脉两部分，其中纵行的干线称为经脉，由经脉分出网络全身各个部位的分支称为络脉。经络是运行气血、联系脏腑和体表及全身各部的通道，是人体功能的调控系统。

刮痧是通过经络传导和气血输运的作用，调整经脉脏腑功能，使人体产生微量的病理变化来恢复正常生理功能。因此刮痧健康法与经络有密切的关系。经穴为经络上的反应点，凡刮痧则在一定的反应点上实施，即可得到良好效果。

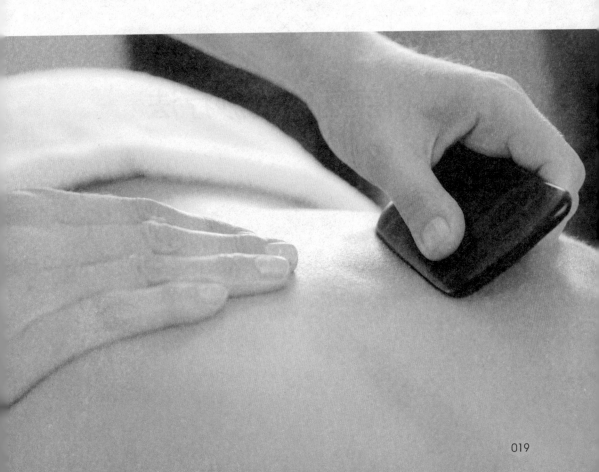

第 三 章

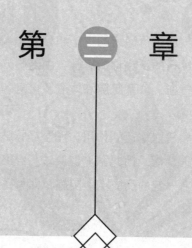

内科疾病的刮痧疗法

NEI KE JI BING DE GUA SHA LIAO FA

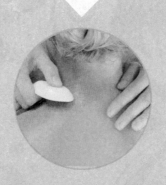

感冒 ○

感冒俗称"伤风"，是病毒等感染或变态反应引起的上呼吸道疾病。

中医认为，感冒是因外邪侵袭人体所引起的以头痛、鼻塞、鼻涕、喷嚏、恶风寒、发热、脉浮等为主要临床表现的病症。

1.取穴

风池穴、大椎穴、风门穴、中府穴、曲池穴、尺泽穴、外关穴、合谷穴、足三里穴。

2.刮拭

（1）头部刮拭：受术者采用坐位或者俯卧位，如果受术者毛发较少，施术者可以向其需要刮拭的部位均匀地涂抹刮痧介质，然后对头部的风池穴进行点揉法的操作，直至出现出血点或者酸胀感为止。

（2）背部刮拭：受术者取坐位，施术者向需要刮拭的部位涂抹刮痧介质，然后对大椎穴和风门穴进行刮拭，大椎穴采用角刮法，风门穴采用竖刮法，直至局部出现出血点为止。

（3）胸部刮拭：受术者仰卧，施术者向需要刮拭的部位涂抹刮痧介质，然后对中府穴进行反复角刮法的刮拭，直至出现出血点为止。

（4）四肢刮拭：受术者应按照施术者的要求进行体位和姿势的变化，施术者先在刮拭部位涂抹刮痧介质，然后对上肢的曲池穴、尺泽穴、外关穴、合谷穴进行刮拭，其中曲池穴和尺泽穴采用斜刮法进行刮拭，外关穴采用竖刮法进行刮拭，合谷穴采用角刮法进行刮拭，直至出现出血点为止。接下来再对下肢的足三里穴进行竖刮法的刮拭，直至出现出血点为止。

------ 小贴士 ------

1.注意防寒保暖。尤其是在季节交替时，一定不要乱穿衣，老人、小孩更要注意。

2.加强饮食保健。可饮用开水、清淡的菜汤以及新鲜的果汁，如西瓜汁、梨汁、甘蔗汁、藕汁等，稀粥、蛋汤、牛奶、豆浆也可。亦应多食用富含维生素的蔬菜、水果。切忌过食生冷、油腻之品。

3.调节居住环境。适时开窗通风，保持屋内适宜的温度及湿度。

4.勤锻炼身体，应每天坚持锻炼，增强体质，这样可以提高免疫力。但是一定要选择适合自己的锻炼方法，否则会因运动不当而受伤。

咳嗽

咳嗽是人体的一种保护性呼吸反射动作。通过咳嗽反射能有效清除呼吸道内的分泌物或进入气道的异物。但咳嗽也有不利的一面，剧烈咳嗽可导致呼吸道出血，如长期、频繁、剧烈咳嗽，则会影响工作、休息，甚至引起喉痛、音哑和呼吸肌痛，则属病理现象。

中医认为，咳嗽是外感六淫，脏腑内伤，影响于肺所致有声有痰之症。

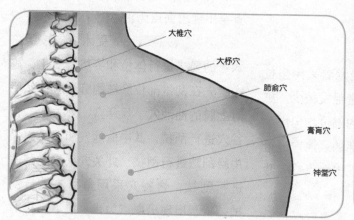
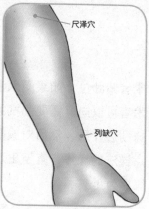

1.取穴

大椎穴、大杼穴、肺俞穴、膏肓穴、神堂穴、尺泽穴、列缺穴。

2.刮拭

（1）背部刮拭：受术者取俯卧位或坐位，施术者向其需要刮拭的部位均匀涂抹刮痧介质，然后自上而下对大椎穴、大杼穴、肺俞穴、膏肓穴、神堂穴进行刮拭，其中大椎穴采用角刮法进行刮拭，大杼穴和神堂穴采用斜刮法进行刮拭，肺俞穴和膏肓穴采用竖刮法进行刮拭，直至局部出现出血点为止。

（2）上肢刮拭：受术者取坐位，施术者向其需要刮拭的部位涂抹刮痧介质，再对尺泽穴和列缺穴进行角刮法的刮拭，直至局部出现出血点为止。

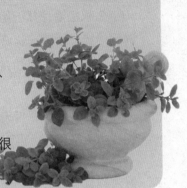

小贴士

1.休息可减轻病情，所以咳嗽患者要注重休息。

2.保持身体温暖，使身体不要再伤风。

3.多喝水，可补充身体上消耗过多的水分。

4.多吃营养食品，对于刺激性的食物，及烟、酒、冷饮等尽量禁止。

5.感冒或咳嗽要及早治疗，不要拖延。

6.接触新鲜空气，有的患者在山中休养，痊愈很快，这是因新鲜空气不会刺激肺和气管的缘故。

鼻渊

鼻渊，是指鼻流浊涕，如泉下渗，量多不止为主要特征的鼻病。常伴头痛、鼻塞、嗅觉减退，鼻窦区疼痛，久则虚眩不已。

鼻渊是因邪犯鼻窦，窦内湿热蕴积，酿成痰浊所致，以鼻流浊涕量多为特征。它包括现代医学的急慢性鼻窦炎和某些鼻炎。

鼻渊是临床上的一种常见病，轻则仅给患者带来局部不适，重者可作为邪毒之源而引发邻近组织及全身病变，甚至可危及生命。因此在临床上应积极治疗，而在平时更要注意预防。

1.取穴

风池穴、尺泽穴、合谷穴、迎香穴、印堂穴。

2.刮拭

（1）颈部刮拭：受术者取俯卧位，施术者向其需要刮拭的部位均匀涂抹刮痧介质，再对风池穴进行角刮法的刮拭，直至局部出现血点为止。

（2）面部刮拭：受术者取仰卧位或坐位，施术者按照自上而下的顺序对印堂穴、迎香穴进行角刮法的刮拭，因为面部出痧影响美观，手法要轻柔，以不出痧为度，且面部不需涂抹活血剂。

（3）手臂刮拭：受术者仰卧，施术者向其需要刮拭的部位均匀涂抹刮痧介质，再对尺泽穴、合谷穴进行角刮法的刮拭，直至局部出现血点为止。

小贴士

1.积极锻炼身体，增强体质，预防感冒。

2.积极治疗邻近组织器官病变，如扁桃体炎等，对急鼻渊应积极、及时地治疗，以免迁延日久转为慢性或发生其他变证。

3.饮食宜清淡而富于营养，戒除烟酒，少食辛辣刺激之品，患病期间更应注意。

4.因鼻出血而行填塞止血时，填塞物不可留置过久，否则不仅可引起局部刺激或污染，也会妨碍窦口通气引流而诱发本病。

5.注意清洁鼻腔，去除积留的鼻涕，保持鼻道通畅。还要注意擤鼻的方法，鼻腔有分泌物而鼻塞重时忌用力擤鼻，以免邪毒逆入耳窍，导致耳窍疾病。

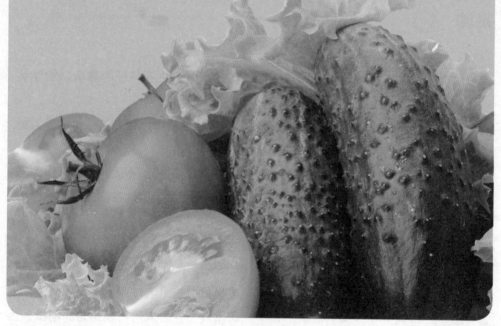

鼻衄

血从清道出于鼻，称为鼻衄。是常见的一种病症。主要由于肺、胃、肝火热偏盛，迫血妄行，以致血溢清道，从鼻孔流出而成鼻衄，亦有少数由肾精亏虚或气虚不摄所致者。鼻衄亦称为衄。鼻衄量多时，又称为鼻洪或鼻大衄。也就是常见的出鼻血。

1.取穴

风池穴、迎香穴、孔最穴、合谷穴。

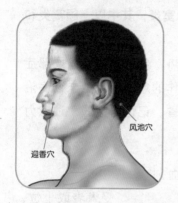

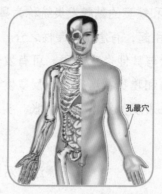

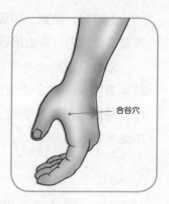

2.刮拭

（1）颈、面部刮拭：受术者取仰卧位，施术者向其需要刮拭的部位均匀涂抹刮痧介质，再对风池穴进行角刮法的刮拭，重刮，刮至病人不能耐受为止。再刮面部迎香，此手法要轻柔，以不出痧为度。

（2）手臂刮拭：受术者取坐位，施术者向其需要刮拭的部位均匀涂抹刮痧介质，再对孔最穴、合谷穴进行角刮法的刮拭，直至局部出现血点为止。

小贴士

1.积极治疗可以引起鼻衄的各种疾病，是预防鼻衄的关键。

2.鼻衄病人情绪多较紧张，恐惧不安，因此安定病人的情绪，使病人能够与医生密切配合，迅速止血，是很重要的。止血操作时动作要轻巧，忌粗暴，以免加重损伤。

3.一般采取坐位或半坐卧位(疑有休克时，可取平卧低头位)。嘱病人将流入口中之血液尽量吐出，以免咽下刺激胃部，引起呕吐。

4.禁忌饮食辛燥刺激食物，以免资助火热，加重病情。

5.要注意锻炼身体，预防感邪，天气干燥时，应饮服清凉饮料。在情志调节方面，尤忌暴怒。且要戒除挖鼻习惯，避免损伤鼻部。

鼻窦炎 🔵

上颌窦、筛窦、额窦和蝶窦的黏膜发炎统称为鼻窦炎，其中以上颌窦炎和筛窦炎最常见，常由感冒引起，有急性和慢性之分。

急性鼻炎的全身症状与其他炎症相同，可有发热、全身不适等，局部症状有鼻塞、头痛、流浓涕和嗅觉减退等，如反复发作的急性鼻窦炎未彻底治疗，将酿成慢性鼻窦炎，表现为经常性的头胀、头昏、记忆力减退、注意力不集中等。

1.取穴

神庭穴、百会穴、印堂穴、鱼腰穴、睛明穴、瞳子髎穴、承浆穴、太阳穴、风府穴、大椎穴、曲池穴、列缺穴、合谷穴、足三里穴、阳陵泉穴。

2.刮拭

（1）面部刮拭：受术者取坐位，施术者按照自上而下的顺序对神庭穴、百会穴、印堂穴、鱼腰穴、睛明穴、瞳子髎穴、承浆穴进行角刮法的刮拭，因为面部出痧影响美观，因此手法要轻柔，以不出痧为度，且面部不需涂抹活血剂。

（2）头部刮拭：受术者取坐位，施术者按照自上而下的顺序对太阳穴、风府穴、大椎穴进行角刮法的刮拭，直至局部出现血点为止。

（3）手臂刮拭：受术者取坐位，施术者按照自上而下的顺序对曲池穴、列缺穴、合谷穴进行角刮法的刮拭，直至局部出现血点为止。

（4）下肢刮拭：受术者取坐位，施术者按照自上而下的顺序对足三里穴、阳陵泉穴进行角刮法的刮拭，直至局部出现血点为止。

小贴士

1.注意擤涕方法。鼻塞多涕者，宜按塞一侧鼻孔，稍稍用力外擤，之后交替。鼻涕过浓时以盐水洗鼻，避免伤及鼻黏膜。

2.游泳时姿势要正确。

3.慢性鼻窦炎者，治疗要有信心与恒心，注意加强锻炼以增强体质。

4.严禁烟、酒、辛辣食品。

5.保持性情开朗，精神上避免刺激，同时注意不要过劳。

6.每日早晨用冷水洗脸，可以有效增强鼻腔黏膜的抗病能力。

慢性鼻炎

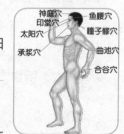

慢性鼻炎是鼻腔黏膜和黏膜下层的慢性炎症。表现为鼻黏膜的慢性充血肿胀者，称慢性单纯性鼻炎。若发展为鼻黏膜和鼻甲骨的增生肥厚，称慢性肥厚性鼻炎。

1. 取穴

印堂穴、鱼腰穴、睛明穴、瞳子髎穴、承浆穴、神庭穴、太阳穴、风府穴、大椎穴、曲池穴、合谷穴、足三里穴、丰隆穴。

2. 刮拭

（1）面部刮拭：受术者取坐位，施术者按照自上而下的顺序对印堂穴、鱼腰穴、睛明穴、瞳子髎穴、承浆穴、神庭穴进行角刮法的刮拭，因为面部出痧影响美观，因此手法要轻柔，以不出痧为度，且面部不需涂抹活血剂。

（2）头部刮拭：受术者取仰卧位或坐位，施术者向其需要刮拭的部位均匀涂抹刮痧介质，然后按照自上而下的顺序，对太阳穴、风府穴进行角刮法的刮拭，直至局部出现血点为止。

（3）四肢刮拭：受术者取仰卧位，施术者向其需要刮拭的部位均匀涂抹刮痧介质，然后按照自上而下的顺序，对曲池穴、合谷穴进行角刮法的刮拭。再对足三里穴、丰隆穴进行角刮法的刮拭，直至局部出现血点为止。

小贴士

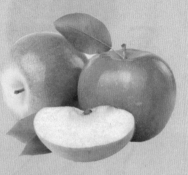

慢性鼻炎的饮食禁忌：

1. 不宜吃羊肉、辣椒等，不宜饮酒。

2. 不宜吃萝卜；宜吃山药。

3. 干燥性或萎缩性鼻炎，不宜吃辛辣、燥热食物，宜多吃水果、蔬菜、蜂蜜等。

4. 肥大性鼻炎忌食寒冷滋腻食物，如肥肉、蟹、田螺、河蚌、海味及多盐饮食。

5. 萎缩性鼻炎不宜抽烟和食辣椒等生冷、辛辣食物。

耳鸣

耳鸣是听觉异常的一种临床症状，病人自觉一侧或两侧耳朵听到一种声响，或如蝉鸣，或如水涨潮声等，声时大时小或不变，有碍正常听力。临床中多种疾病均可出现此症，实际上此种声音并不存在，只是病人的一种自觉症状，在安静环境中感觉更明显。

1.取穴

耳门穴、听宫穴、听会穴、肝俞穴、肾俞穴、三阴交穴、太溪穴。

2.刮拭

（1）头部刮拭：受术者取仰卧位或坐位，施术者向其需要刮拭的部位均匀涂抹刮痧介质，再对耳门穴、听宫穴、听会穴进行角刮法的刮拭，直至局部出现血点为止。

（2）背部刮拭：受术者取俯卧，施术者向其需要刮拭的部位均匀涂抹刮痧介质，再对肝俞穴、肾俞穴进行角刮法的刮拭，直至局部出现血点为止。

（3）下肢刮拭：受术者取仰卧位，施术者向其需要刮拭的部位均匀涂抹刮痧介质，对三阴交穴进行角刮法的刮拭，再对太溪穴进行角刮法的刮拭，直至局部出现血点为止。

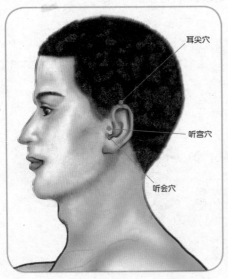

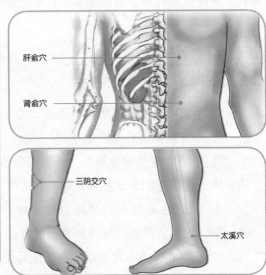

小贴士

老人耳鸣的自我疗法：

1.屏气法。定息静坐，咬紧牙关，以两指捏鼻孔，怒睁双目，使气窜入耳窍，至感觉轰轰有声为止。每日数次，连做2~3天。

2.搓掌法。坐定搓掌心50次，趁掌心热时紧按双侧耳门。如此6次，连做2~3日，治疗时要心情淡然清净，方能奏效。

3.塞耳法。麝香0.5克、金蝎14条，共研细末，贮于有盖瓶内。临用时，采鲜荷叶一张轻揉后，包少量药粉塞患耳一夜，翌晨取出，有一定疗效。

牙痛

牙疼即牙痛，是口腔科牙齿疾病最常见的症状之一。很多牙病能引起牙痛，常见的有龋齿、急性牙髓炎、慢性牙髓炎、牙周炎、牙龈炎等。表现为牙痛隐隐，时作时止，常在夜晚加重，呈慢性轻微疼痛，齿龈松动，咀嚼无力。

1.取穴

下关穴、颊车穴、合谷穴、太溪穴、行间穴。

2.刮拭

（1）面部按揉：首先点揉下关、颊车穴，用力宜重。

（2）手部刮拭：受术者坐位，施术者向其需要刮拭的部位均匀涂抹刮痧介质，再对合谷穴进行角刮法的刮拭，直至局部出现血点为止。

（3）足部刮拭：受术者取俯卧位或坐位，施术者向其需要刮拭的部位均匀涂抹刮痧介质，再对太溪穴、行间穴进行角刮法的刮拭，直至局部出现血点为止。

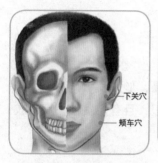

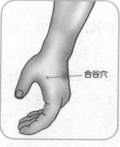

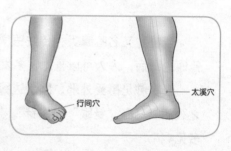

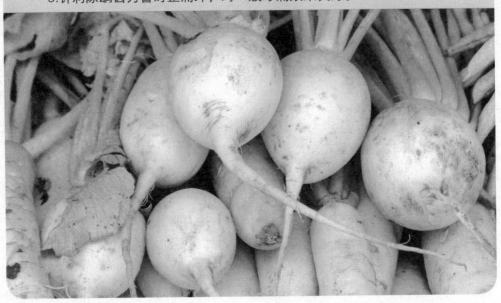

预防牙痛的方法：

1.注意口腔卫生，养成"早晚刷牙，饭后漱口"的良好习惯。

2.发现蛀牙，及时治疗。

3.睡前不宜吃糖、饼干等淀粉之类的食物。

4.宜多吃清胃火及清肝火的食物，如南瓜、西瓜、荸荠、芹菜、萝卜等。

5.忌酒及热性动火食品。

6.脾气急躁，容易动怒会诱发牙痛，故宜心胸豁达，情绪宁静。

7.保持大便通畅，勿使粪毒上攻。

8.勿吃过硬食物，少吃过酸、过冷、过热食物。

9.针刺除龋齿为暂时止痛外，对一般牙痛效果良好。

麦粒肿

麦粒肿又名睑腺炎，传统医学称其为土疳或土疡，俗称"针眼"，是一种普通的眼病，人人可以罹患，多发于青年人。

麦粒肿是感受外邪，眼睑边缘生小硬结，红肿疼痛，形似麦粒，易于溃脓之眼病。又名"针眼""偷针""土疳"，多生于一眼，且有惯发性，青年较多见。

1.取穴

风池穴、合谷穴、天井穴、少泽穴、曲池穴。

2.刮拭

（1）颈部刮拭：受术者取坐位，施术者向其需要刮拭的部位均匀涂抹刮痧介质，再对风池穴进行角刮法的刮拭，重刮，刮至病人不能耐受为止。

（2）上肢刮拭：受术者仰卧，施术者向其需要刮拭的部位均匀涂抹刮痧介质，再对曲池穴、天井穴进行角刮法的刮拭，直至局部出现血点为止。

（3）手部刮拭：受术者仰卧，施术者向其需要刮拭的部位均匀涂抹刮痧介质，再对上肢合谷穴、少泽穴进行角刮法的刮拭，直至局部出现血点为止。

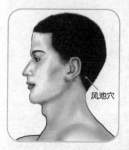 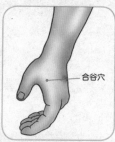 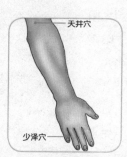 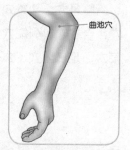

风池穴　合谷穴　天井穴　少泽穴　曲池穴

小贴士

1.在脓头未形成之前可作热敷，以促进化脓，轻的炎症也可在热敷后完全消失。全身及局部使用抗生素也可促进炎症的消失，抗生素口服、肌注或静脉注射均可。

2.一旦脓头出现就应及时切开排脓，不要等到自行破溃，这样可以减少患者的疼痛，并可缩短疗程。

3.当脓头出现时切忌用手挤压，因为眼睑血管丰富，眼的静脉与眼眶内静脉相通，又与颅内的海绵窦相通，而眼静脉没有静脉瓣，

血液可向各方向回流，挤压会使炎症扩散，引起严重并发症，如眼眶蜂窝织炎、海绵窦栓塞甚至败血症，从而危及生命。

4.局部可滴眼药，一般使用0.25%氯霉素眼药水即可，如分泌物多可用利福平眼药水，效果更好。小儿入睡后可涂金霉素眼膏。

5.不要用脏手揉眼睛，以免将细菌带入眼内，引起感染。

偏头痛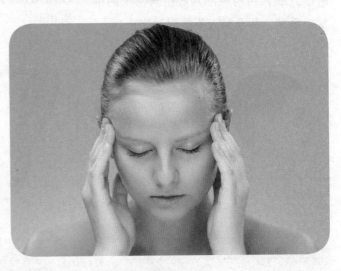

　　偏头痛是最常见的头痛，表现为反复的额、颞、眼眶部局限于一侧的疼痛。疼痛可表现为剧烈跳动，钻痛、胀裂痛，可持续数小时至数天。导致本病的原因很多，但往往与疲劳、情绪紧张、焦虑、急躁、睡眠不佳、月经期有关。

　　中医认为，其病因不外乎是外感六淫、情志失调、房劳过度而致。

1.取穴

　　翳风穴、头维穴、太阳穴、合谷穴、列缺穴、阳陵泉穴、足三里穴、血海穴。

2.刮拭

　　（1）头部按揉：先点揉头部翳风穴、头维穴、太阳穴，各5分钟，手法不宜过重。

　　（2）前臂刮拭：受术者取坐位，施术者向其需要刮拭的部位均匀涂抹刮痧介质，再对合谷穴、列缺穴进行角刮法的刮拭，直至局部出现血点为止。

　　（3）足部刮拭：受术者俯卧位或坐位，施术者向其需要刮拭的部位均匀涂抹刮痧介质，再对阳陵泉穴、足三里穴进行角刮法的刮拭，直至局部出现血点为止。

小贴士

　　1.偏头痛患者可多吃些含镁丰富的蔬菜、水果，增加大脑中的镁含量。这类食物包括小米、荞麦面等谷类，黄豆、蚕豆、豌豆等豆类及豆制品以及雪里蕻、冬菜、冬菇、紫菜、桃子、桂圆、核桃、花生等。

　　2.勿食过量咖啡，过凉的冰激凌，饮食要节制，不要饮酒和吸烟。

　　3.专家统计出容易诱发头痛的食物排行分别是：巧克力、酒精饮料、生乳制品、柠檬汁、奶酪、红酒、熏鱼、蛋类。

胁痛 ◯

　　胁痛是以一侧或两侧胁肋部疼痛为主要表现的病症。古又称胁肋痛、季肋痛或胁下痛。

　　中医认为，肝居胁下，其经脉布于两胁，胆附于肝，其脉亦循于胁，所以，胁痛多与肝胆疾病有关。凡情志抑郁，肝气郁结，或过食肥甘，嗜酒无度，或久病体虚，忧思劳倦，或跌仆外伤等皆可导致胁痛。

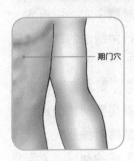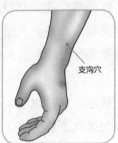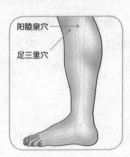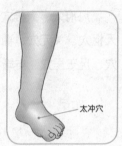

1.取穴

　　期门穴、支沟穴、阳陵泉穴、足三里穴、太冲穴。

2.刮拭

　　（1）胸部按揉：受术者取仰卧位，施术者向其需要刮拭的部位均匀涂抹刮痧介质，再对期门穴进行角刮法的刮拭，直至局部出现血点为止。

　　（2）前臂刮拭：受术者取俯卧位，施术者向其需要刮拭的部位均匀涂抹刮痧介质，再对支沟穴进行角刮法的刮拭，直至局部出现血点为止。

　　（3）下肢刮拭：受术者取坐位，施术者向其需要刮拭的部位均匀涂抹刮痧介质，再对阳陵泉穴、足三里穴进行角刮法的刮拭，直至局部出现血点为止。下肢刮拭完毕后，再对足部太冲穴进行角刮法的刮拭，直至局部出现血点为止。

---------------------------- 小贴士 ----------------------------

胁痛患者的预防调护：

1.保持心情舒畅，尽量减少不良的精神刺激。

2.患者应注意休息，饮食切忌肥甘辛辣滋腻之品。

支气管炎

支气管炎是指气管、支气管黏膜及其周围组织的慢性非特异性炎症。临床上以长期咳嗽、咳痰或伴有喘息及反复发作为特征。慢性咳嗽、咳痰或伴有喘息，每年发作持续3个月，连续2年或以上，并能排除心、肺其他疾患而反复发作，部分病人可发展成阻塞性肺气肿、慢性肺源性心脏病。

1.取穴

风府穴、大椎穴、膻中穴、中府穴、天枢穴、关元穴、曲池穴、尺泽穴、内关穴、足三里穴、丰隆穴、三阴交穴。

2.刮拭

（1）头背部刮拭：受术者取俯卧位或坐位，如果受术者毛发较少，施术者向其需要刮拭的部位均匀涂抹刮痧介质，然后对风府穴、太阳穴进行角刮法的刮拭，直至局部出现血点为止。再对大椎穴进行角刮法的刮拭，手法轻柔，以不出痧为度。

（2）胸部刮拭：受术者取仰卧位，施术者向其需要刮拭的部位均匀涂抹刮痧介质，然后对膻中穴、中府穴、天枢穴、关元穴进行角刮法的刮拭，直至局部出现血点为止。

（3）手臂刮拭：受术者取俯卧位或坐位，施术者向其需要刮拭的部位均匀涂抹刮痧介质，然后对曲池穴、尺泽穴、内关穴进行角刮法的刮拭，直至局部出现血点为止。

（4）下肢刮拭：受术者取俯卧位或坐位，施术者向其需要刮拭的部位均匀涂抹刮痧介质，然后对足三里穴、丰隆穴、三阴交穴进行角刮法的刮拭，直至局部出现血点为止。

小贴士

支气管炎患者的预防调护：

避免感冒，能有效地预防慢性支气管炎的发生或急性发作。

饮食宜清淡，忌辛辣荤腥。应戒烟多茶，因为吸烟会引起呼吸道分泌物增加，反射性支气管痉挛，排痰困难，有利于病毒、细菌的生长繁殖，使慢性支气管炎进一步恶化；茶叶中含有茶碱，能兴奋交感神经，使支气管扩张而减轻咳喘症状。

发热、咳喘时必须卧床休息，否则会加重心脏负担，使病情加重；发热渐退、咳喘减轻时可下床轻微活动。平时应适当活动或劳动。

支气管扩张

气管扩张是指一支或多支近端支气管和中等大小支气管管壁组织破坏造成不可逆性扩张。它是呼吸系统常见的化脓性炎症。主要致病因素为支气管的感染阻塞和牵拉，部分有先天遗传因素。患者多有童年麻疹、百日咳或支气管肺炎等病史。随着人民生活的改善，麻疹百日咳疫苗的预防接种，以及抗生素的应用等，本病已明显减少。

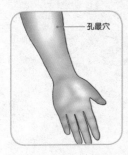
孔最穴

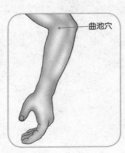
曲池穴

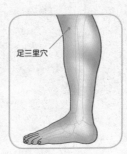
足三里穴

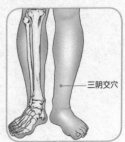
三阴交穴

1.取穴

膻中穴、曲池穴、尺泽穴、孔最穴、内关穴、足三里穴、丰隆穴、三阴交穴。

2.刮拭

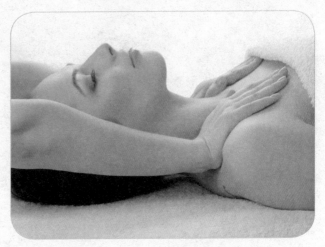

（1）胸部刮拭：受术者取仰卧位或坐位，施术者向其需要刮拭的部位均匀涂抹刮痧介质，然后对膻中穴进行角刮法的刮拭，直至局部出现血点为止。

（2）手臂刮拭：受术者取俯卧位或坐位，施术者向其需要刮拭的部位均匀涂抹刮痧介质，然后按照自上而下的顺序对曲池穴、尺泽穴、孔最穴、内关穴进行角刮法的刮拭，直至局部出现血点为止。

（3）下肢刮拭：受术者取俯卧位或坐位，施术者向其需要刮拭的部位均匀涂抹刮痧介质，然后按照自上而下的顺序对足三里穴、丰隆穴、三阴交穴进行角刮法的刮拭，直至局部出现血点为止。

小贴士

1.支气管扩张合并感染有发热、咳嗽、咯吐脓痰或咯血时应卧床休息，避免劳累及情绪波动，保持心情舒畅。

2.饮食宜富有营养，可进食高蛋白、高热量、高维生素食物。

3.注意口腔卫生，晨起、睡前、饭后用复方硼砂液或洗必泰液漱口。

4.若排痰不畅者，应采取各种引流办法。患者的脓痰不可随地乱吐，应集中消毒处理。

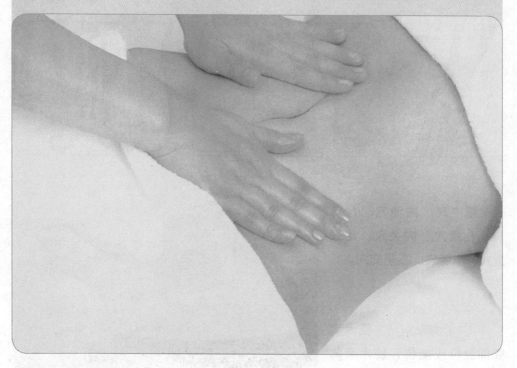

支气管哮喘

支气管哮喘是由多种细胞特别是肥大细胞、嗜酸性粒细胞和T淋巴细胞参与的慢性气道炎症；在易感者中此种炎症可引起反复发作的喘息、气促、胸闷和咳嗽等症状，

中医认为肺为气之主，肾为气之根。当哮喘病发作时，肺道不能主气，肾虚不能纳气，则气逆于上，而发于喘急。脾为生化之源，脾虚生痰，痰阻气道，故见喘咳、气短。因此，哮喘病是肾、肺、脾三虚之症。

1.取穴

大椎穴、定喘穴、肺俞穴、天突穴、膻中穴、中府穴、尺泽穴、曲池穴、列缺穴。

2.刮拭

（1）背部刮拭：受术者取俯卧位或坐位，施术者向其需要刮拭的部位均匀涂抹刮痧介质，然后按照自上而下的顺序对大椎穴、定喘穴、肺俞穴进行刮拭，其中大椎穴采用角刮法进行刮拭，定喘穴、肺俞穴采用斜刮法，由上至下进行刮拭，直至局部出现血点为止。

（2）胸部刮拭：受术者取仰卧位，施术者向其需要刮拭的部位均匀涂抹刮痧介质，然后按照自上而下的顺序对天突穴、中府穴、膻中穴进行刮拭，其中天突穴采用角刮法进行刮拭，中府穴、膻中穴采用平刮法，由上至下进行刮拭，直至局部出现血点为止。

（3）上肢刮拭：受术者取坐位，施术者向其需要刮拭的部位均匀涂抹刮痧介质，然后按照自上而下的顺序对曲池穴、尺泽穴和列缺穴进行角刮法的刮拭，直至局部出现血点为止。

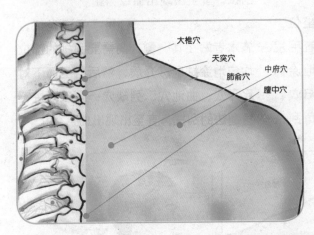

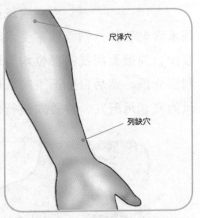

支气管哮喘患者的饮食原则：

1.支气管哮喘患者的饮食宜清淡，少刺激，不宜过饱、过咸、过甜，忌生冷、酒、辛辣等刺激性食物。

2.过敏性体质者宜少食异性蛋白类食物，一旦发现某种食物确实可诱发患者支气管哮喘发病，应避免进食，宜多食植物性大豆蛋白，如豆类及豆制品等。

3.防止呼吸道感染，调节免疫功能亦很重要，应注意季节性保暖，婴儿应以母乳为主，母乳中含分泌型免疫蛋白抗体，能增加呼吸道的抵抗力。

急性上呼吸道感染

急性上呼吸道感染是由病毒或细菌引起的鼻、鼻咽和咽喉部急性炎症的总称，简称"上感"。临床以鼻塞、喷嚏、咳嗽、头痛、全身不适为特点。本病传染性强，发病率高，且四季皆可发生，但以冬春季节为多。

1.取穴

太阳穴、风池穴、风府穴、迎香穴、肩井穴、大椎穴、肺俞穴、尺泽穴、曲池穴、列缺穴、合谷穴。

2.刮拭

（1）头部刮拭：受术者取坐位，施术者站在其一侧，如果受术者毛发较少，向需要刮拭的部位均匀地涂抹刮痧介质，然后自上而下对太阳穴、风池穴、风府穴、迎香穴进行角刮法的刮拭，直至出现出血点为止。

（2）背部刮拭：受术者取坐位，施术者站在其一侧，向需要刮拭的部位均匀地涂抹刮痧介质，然后自上而下对肩井穴、大椎穴、肺俞穴进行角刮法的刮拭，直至出现出血点为止。

（3）上肢刮拭：受术者取坐位，施术者站在其一侧，向需要刮拭的部位均匀地涂抹刮痧介质，然后自上而下对尺泽穴、曲池穴、列缺穴、合谷穴进行角刮法的刮拭，直至出现出血点为止。

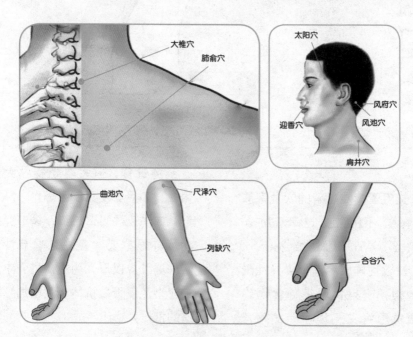

急性上呼吸道感染的饮食宜忌：

1.宜多饮开水，饮食宜清淡、稀软、少油腻，以清淡、爽口为宜。高热、食欲不好者，适宜流食、半流食，如米汤、蛋花汤、豆腐脑、豆浆等。流感高热、口渴咽干者，可进食清凉多汁的食物，如莲藕、百合、荸荠等。

2.饮食宜少量多餐：如退烧后食欲较好，可改为半流质饮食，如面片汤、清鸡汤、龙须面、小馄饨、肉松粥、肝泥粥、蛋花粥。

3.忌饮食不节：饮食不节不仅对感冒不利，还会使感冒迁延难愈。风寒感冒忌食生冷瓜果及冷饮。风热感冒发热期，应忌食油腻荤腥及甘甜食品；风热感冒恢复期，也不宜食辣椒、狗肉、羊肉等辛热的食物；暑湿感冒，除忌肥腻外，还忌过咸食物如咸菜、咸带鱼等。

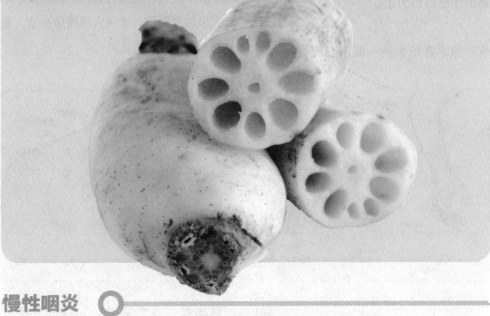

慢性咽炎

慢性咽炎是指慢性感染所引起的弥漫性咽部病变，多发生于成年人，常伴有其他上呼吸道疾病。急性咽炎反复发作，鼻炎、鼻窦炎的脓液刺激咽部，或鼻塞而张口呼吸，均可导致慢性咽炎的发生。

本病多因情志抑郁、抽烟、情绪波动而起病，表现为咽部干燥、灼热、发胀、发痒、堵塞等，但少有咽痛，常以咳嗽来清除分泌物，清晨常吐出黏稠痰块，易引起恶心。

1.取穴

大椎穴、风门穴、人迎穴、天突穴、曲池穴、尺泽穴、鱼际穴、少商穴、合谷穴、商阳穴、丰隆穴、太溪穴。

2.刮拭

（1）背部刮拭：受术者取坐位，施术者站在其一侧，向需要刮拭的部位均匀地涂抹刮痧介质，然后自上而下反复刮拭大椎穴、风门穴，其中大椎穴采用角刮法，风门穴采用斜刮法，直至局部出现出血点为止。

（2）胸部刮拭：受术者取仰卧位，施术者站在其一侧，向需要刮拭的部位均匀地涂抹刮痧介质，对人迎穴、天突穴进行角刮法的刮拭，直至出现出血点为止。

（3）四肢刮拭：受术者应按照施术者的要求变换体位和姿势，施术者向需要刮拭的部位涂抹刮痧介质，然后先对上肢曲池穴、尺泽穴、鱼际穴、少商穴、合谷穴、商阳穴进行刮拭，其中曲池穴、尺泽穴采用竖刮法进行刮拭，鱼际穴、少商穴、合谷穴和商阳穴采用角刮法刮拭，直至刮拭出痧痕为止。上肢刮拭完毕后，再对下肢丰隆穴、太溪穴进行刮拭，其中丰隆穴采用竖刮法，太溪穴采用角刮法，直至刮拭出出血点为止。

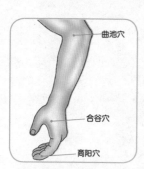

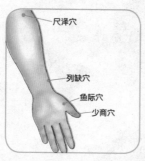

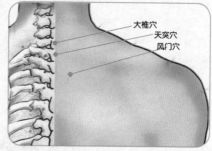

小贴士

饮食的宜忌：

1.吃富含胶原蛋白和弹性蛋白的食物，如猪蹄、猪皮、蹄筋、鱼类、豆类、海产品等，有利于慢性咽炎损伤部位的修复。

2.多摄入富含B族维生素的食物，如动物肝脏、瘦肉、鱼类、新鲜水果、绿色蔬菜、奶类、豆类等，有利于促进损伤咽部的修复，并消除呼吸道黏膜的炎症。

3.少吃或不吃煎炸、辛辣刺激性食物，如：油条、麻团、炸糕、辣椒、大蒜、胡椒粉等。

扁桃体炎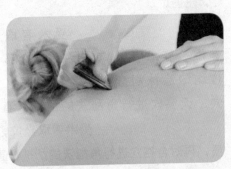

扁桃体炎为腭扁桃体的非特异性炎症，中医上称为"乳娥""喉娥"，中医认为外感风热毒邪是本病发生的主要原因。扁桃体炎有急慢性之分。

急性扁桃体炎多为风火热毒之症，多见于10~30岁之间的青年人，好发于春秋季节，通常与急性咽炎同时发生，主要由细菌感染而引起，常见致病菌为溶血性链球菌、葡萄球菌和肺炎双球菌。细菌通过空气飞沫、食物或直接接触而传染。

慢性扁桃体炎多属阴亏燥热之候。多由扁桃体炎的急性反复发作或隐窝引流不畅，细菌在隐窝内繁殖而导致，也可继于发某些急性传染病。

1.取穴

风池穴、天柱穴、大椎穴、肾俞穴、天突穴、曲池穴、孔最穴、少商穴、合谷穴、太溪穴、内庭穴。

2.刮拭

（1）头部刮拭：受术者取坐位，如果受术者毛发较少，施术者向需要刮拭的部位涂抹刮痧介质，然后自上而下对风池穴、天柱穴刮拭，其中天柱穴采用竖刮法，风池穴采用斜刮法，直至出现出血点为止。

（2）背部刮拭：受术者取坐位，施术者向其需要刮拭的部位涂抹刮痧介质，然后对大椎穴进行角刮法刮拭，对肾俞穴进行竖刮法刮拭，直至出现出血点为止。

（3）胸部刮拭：受术者取仰卧位，施术者向其天突穴及周围涂抹刮痧介质，然后采用角刮法进行刮拭，直至出现出血点为止。

（4）四肢刮拭：受术者依照施术者的要求进行体位和姿势的变换，以便于刮拭。施术者向受术者需要刮拭的部位涂抹上刮痧介质后，先对上肢的穴位进行刮拭，其中曲池穴、孔最穴采用斜刮法进行刮拭，少商穴、合谷穴采用角刮法进行刮拭。然后对下肢的太溪穴、内庭穴采用角刮法进行刮拭，直至出现出血点为止。

咽喉肿痛

咽喉肿痛是口咽部和喉咽部病变的主要症状。本病包括咽部黏膜炎症和淋巴组织炎症，如急慢性咽喉炎、急慢性扁桃体炎等。

中医认为，咽喉肿痛多半是由外感风热之邪，或因肺胃郁火上冲，或由阴虚火旺所致。

1.取穴

尺泽穴、合谷穴、廉泉穴、天突穴。

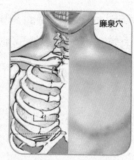
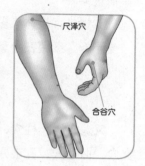

2.刮拭

（1）颈部刮拭：受术者取坐位，施术者向其需要刮拭的部位均匀涂抹刮痧介质，再对廉泉穴、天突穴进行角刮法的刮拭，直至局部出现血点为止。

（2）手部刮拭：受术者取坐位，施术者向其需要刮拭的部位均匀涂抹刮痧介质，再对合谷穴进行角刮法的刮拭，直至局部出现血点为止。

（3）手臂刮拭：受术者取坐位，施术者向其需要刮拭的部位均匀涂抹刮痧介质，再对尺泽穴进行角刮法的刮拭，直至局部出现血点为止。

------------------------------ **小贴士** ------------------------------

咽喉肿痛的其他疗法：

1.食醋治疗：若喉咙肿痛，用醋加同量的水漱口即可减轻疼痛。

2.炒盐治疗：将盐炒熟研细，吹入喉中，吐出涎水，可消炎止疼。

3.生梨治疗：常吃生梨能防治口舌生疮和咽喉肿痛。

4.藕汁巧治咽喉肿痛：用藕汁加蛋清漱口治疗感冒后咽喉肿痛有特效。蛋清可滋润咽喉，止咳；莲藕能消除疲劳，安慰精神。方法是将莲藕削皮洗净，捣碎挤出藕汁，与蛋清(鸡蛋1个可分3次用)一起拌匀，保存在阴凉处，即可用来漱口。

呕吐 ○

　　呕吐是指胃内容物或一部分小肠内容物通过食管逆流出口腔的一种复杂的反射动作，呕吐可将有害物质从胃排出从而起保护作用，但持久而剧烈的呕吐可引起电解质紊乱。

　　呕吐是临床常见症状，恶心常为呕吐的前驱感觉，也可单独出现。恶心表现为上腹部特殊不适感，常伴有头晕、流涎、脉缓、血压降低等迷走神经兴奋症状。

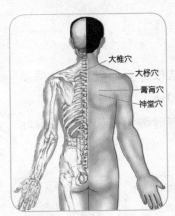
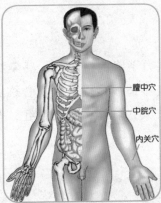
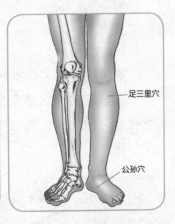

1.取穴

　　大椎穴、大杼穴、膏肓穴、神堂穴、膻中穴、中脘穴、内关穴、足三里穴、公孙穴。

2.刮拭

　　（1）背部刮拭：受术者取坐位，施术者向其需要刮拭的部位涂抹刮痧介质，然后自上而下对大椎穴、大杼穴、膏肓穴、神堂穴进行刮拭，其中大椎穴采用角刮法进行刮拭，大杼穴和神堂穴采用斜刮法刮拭，膏肓穴采用平刮法刮拭，直至出现出血点为止。

　　（2）胸腹部刮拭：受术者取仰卧位，施术者先向需要刮拭的部位涂抹刮痧介质，然后按照从上到下的顺序对膻中穴和中脘穴进行角刮法刮拭，直至出现出血点或酸胀感为止。

　　（3）四肢刮拭：受术者取仰卧位，施术者向需要刮拭的部位涂抹刮痧介质，然后自上而下先对上肢的内关穴进行角刮法的刮拭，直至出现出血点为止。再对下肢的足三里穴、公孙穴进行刮拭，足三里穴采用竖刮法，公孙穴采用角刮法，直至出现出血点为止。

小贴士

1.禁食、禁饮水4～6小时，以防误入气管。呕吐停止后逐渐进食。

2.昏迷病人头侧位，及时擦净口腔内呕吐物，禁止用毛巾堵住鼻、口腔。警惕呕吐物呛入气管。

3.一般呕吐可给予镇静药、止吐药治疗，如安定、胃复安、阿托品、吗丁啉等。

4.剧烈呕吐者应尽快送医院检查处理。

肺结核

肺结核是在人体抵抗力下降的情况下，感染结核杆菌而发病。此病颇为顽固，它的症状是全身不适、疲倦厌食、心跳加速、消瘦、精神改变，女性会月经失常，同时咳嗽，胸痛，脸颊潮红，有时肺组织损伤会导致吐痰、咯血。

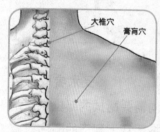
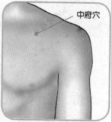
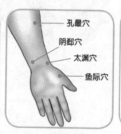
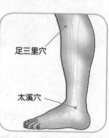

1.取穴

肺俞穴、膏肓穴、中府穴、太渊穴、鱼际穴、孔最穴、阴郄穴、足三里穴、三阴交穴、太溪穴。

2.刮拭

（1）背部刮拭：受术者取俯卧位，施术者向其需要刮拭的部位均匀涂抹刮痧介质，再对肺俞穴、膏肓穴进行角刮法的刮拭，直至局部出现血点为止。

（2）胸部刮拭：受术者取仰卧位，施术者向其需要刮拭的部位均匀涂抹刮痧介质，再对中府穴进行竖刮法的刮拭，直至局部出现血点为止。

（3）四肢刮拭：受术者取坐位，施术者向其需要刮拭的部位均匀涂抹刮痧介质，再对太渊穴、孔最穴、阴郄穴、鱼际穴进行角刮法的刮拭，直至局部出现血点为止。最后再对足部的足三里穴、三阴交穴、太溪穴进行角刮法的刮拭，直至局部出现血点为止。

小贴士

1.多摄入含优质蛋白质的食物。如瘦肉、鱼、虾、蛋类及豆制品等。保证每天摄入80~100克蛋白质，且优质蛋白应占到50%以上。

2.多食含钙丰富的食物。结核病痊愈过程中的钙化，需要大量钙质。

3.适当增加维生素的摄入。维生素C可以帮助机体恢复健康，维生素B₁、维生素B₆能减少抗结核药的不良反应，维生素A可增强上皮细胞的抵抗力，维生素D可帮助钙的吸收。新鲜的蔬菜、水果、鱼虾、动物内脏和蛋类含有丰富的维生素。

4.经常食用含铁丰富的食物有补血作用，如动物肝脏、瘦肉、蛋黄、绿叶蔬菜、食用菌等，多喝排骨汤对结核病人也是有益的。

5.注意饮食调配。提倡食物多样，荤素搭配，做到色、香、味俱全，营养全面。

急性胃炎

急性胃炎是由各种不同因素引起的胃黏膜甚至胃壁的急性炎症，因常伴有肠炎，故后者又称胃肠炎。多因饮食不慎引起，多发生于夏秋季，起病急骤，表现为恶心、呕吐、上腹部不适或疼痛、食欲减退等，常伴有肠炎、腹泻、日达数次乃至十数次，粪便一般呈水样，有恶臭，少数含有黏液。

1.取穴

大椎穴、关元穴、天枢穴、中脘穴、内关穴、足三里穴。

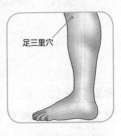

内关穴

足三里穴

2.刮拭

（1）背腹部刮拭：受术者取俯卧位，施术者向其需要刮拭的部位均匀涂抹刮痧介质，再对大椎穴进行角刮法的刮拭，直至局部出现血点为止。受术者取仰卧位，再对关元穴、天枢穴、中脘穴进行角刮法的刮拭，直至局部出现血点为止。

（2）四肢刮拭：受术者取仰卧位或坐位，施术者向其需要刮拭的部位均匀涂抹刮痧介质，再对内关穴进行角刮法的刮拭，直至局部出现血点为止。再对足三里穴进行角刮法的刮拭，直至局部出现血点为止。

小贴士

1. 宜根据病情，短期禁食，注意多饮些糖盐水，以避免发生脱水现象。

2. 剧烈劳动、运动后不要马上进食，应先休息一会儿。进餐前不要大量喝水或饮料，以免冲淡消化液和胃酸，降低胃的防御能力。

3. 请注意观察呕吐物及大便的次数、状况，是否含有血液，有无发热、脱水等全身表现。

4. 病情重者，可卧床休息，避免对胃有刺激性的生冷、辛辣、粗糙的饮食，如咖啡、芥末、葱、姜、蒜、胡椒、陈醋之类。应戒烟禁酒。

5. 如果伴有上消化道出血、严重脱水、酸中毒或高热时，宜及时就医。

慢性胃炎

慢性胃炎是指不同原因引起的各种慢性胃黏膜性病变，是临床常见病之一。

慢性胃炎是最常见的胃病，属中医学"胃脘痛""痞满""吞酸""嘈杂""纳呆"等病范畴。中医认为，慢性胃炎多因长期情志不遂，饮食不节，劳逸失常，导致肝气郁结，脾失健运，胃脘失和，日久中气亏虚，从而引发种种症状。

1.取穴

下脘穴、天枢区、神阙穴、内关穴、阴陵泉穴、足三里穴、里内庭穴。

2.刮拭

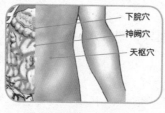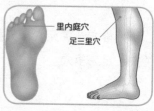

（1）腹部刮拭：受术者取仰卧位，施术者向其需要刮拭的部位均匀涂抹刮痧介质，再对下脘穴、天枢穴、神阙穴进行角刮法的刮拭，直至局部出现血点为止。

（2）前臂刮拭：受术者取坐位，施术者向其需要刮拭的部位均匀涂抹刮痧介质，再对内关穴进行角刮法的刮拭，直至局部出现血点为止。

（3）足部刮拭：受术者取坐位，施术者向其需要刮拭的部位均匀涂抹刮痧介质，再对阴陵泉穴、足三里穴进行角刮法的刮拭，直至局部出现血点为止。最后刮拭足部里内庭穴，进行角刮法的刮拭，直至局部出现血点为止。

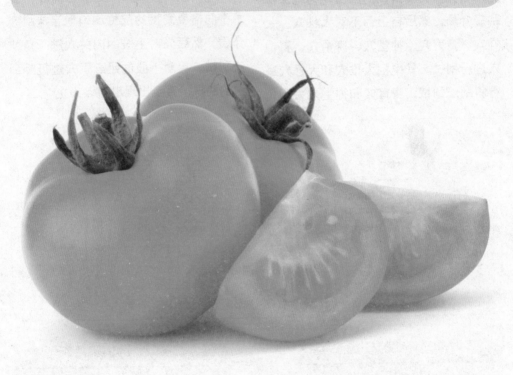

小贴士

饮食原则：

1.宜慢，细嚼慢咽可以减少粗糙食物对胃黏膜的刺激。

2.宜节，饮食应有节律，切忌暴饮暴食及食无定时。

3.宜洁，注意饮食卫生，杜绝外界微生物对胃黏膜的侵害。

4.宜细，尽量做到进食较精细、易消化、富有营养的食物。

5.宜清淡，少食肥、甘、厚、腻、辛辣等食物，少饮酒及浓茶。

胃痛 ○

　　凡由于脾胃受损，气血不调所引起胃脘部疼痛的病症，称胃脘痛。多见于急慢性胃炎，胃、十二指肠溃疡，胃神经官能症。也见于胃黏膜脱垂、胃下垂、胰腺炎、胆囊炎及胆石症等病。

　　历代文献中所称的"心痛""心下痛"，多指胃痛而言。如《素问·六元正纪大论》说："民病胃脘当心而痛。"《医学正传》说："古方九种心痛……详其所由，皆在胃脘，而实不在于心。"

1.取穴

大椎穴、大杼穴、膏肓穴、神堂穴、脾俞穴、胃俞穴、中脘穴、内关穴、足三里穴。

2.刮拭

（1）背部刮拭：受术者取俯卧位，施术者先向需要刮拭的部位均匀地涂抹刮痧介质，然后自上而下对大椎穴、大杼穴、膏肓穴、神堂穴、脾俞穴、胃俞穴进行刮拭。其中，大椎穴和大杼穴进行斜刮法刮拭，膏肓穴和神堂穴采用角刮法刮拭，脾俞穴和胃俞穴则采用平刮法刮拭，直至局部出现出血点为止。

（2）腹部刮拭：受术者仰卧，施术者向需要刮拭部位均匀地涂抹刮痧介质，然后采用角刮法对中脘穴进行轻柔刮拭，直至出现出血点为止，如果没有刮出出血点，但有酸胀感也应停止刮拭。

（3）四肢刮拭：受术者仰卧，施术者向需要刮拭的部位均匀地涂抹刮痧介质，然后先对上肢的内关穴进行角刮法刮拭，再对下肢的足三里穴进行竖刮法的刮拭，直至出现出血点为止。

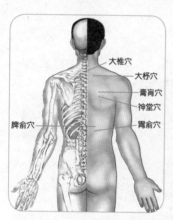
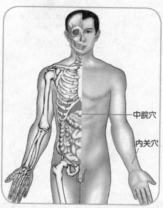
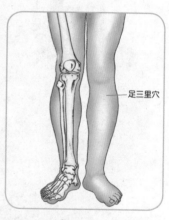

小贴士

1.要纠正不良的饮食习惯。多食清淡，少食肥甘及各种刺激性食物，如含酒精及辛香料的食物。谨防食物过酸、过甜、过咸、过苦、过辛，不可使五味有所偏嗜。有吸烟嗜好的病人，应戒烟。

2.饮食定时定量。长期胃痛的病人每日三餐或加餐均应定时，间隔时间要合理。急性胃痛的病人应尽量少食多餐，平时应少食或不食零食，以减轻胃的负担。

3.注意营养平衡。平时的饮食应富含维生素，以利于保护胃黏膜和提高其防御能力，并促进局部病变的修复。

胃下垂

胃下垂是指人体站立时，胃的下缘抵达盆腔，胃小弯弧线最低点低于髂嵴连线以下。多见于体型瘦长的人和生育多的妇女，有消耗性疾病者、腹壁松弛或较薄的人易患此病。

轻者没有的临床症状，重者可有上腹部不适，胃脘隐痛，腹胀，饭后加重，平卧可减轻，可伴有消化不良、食欲减退、消瘦、乏力、嗳气、恶心、便秘、头晕、低血压、心悸等症状。

中医认为，造成这一病症的原因多与先天不足、后天失养、脾胃亏虚、中气下陷等有关。

1.取穴

百会穴、胃俞穴、中脘穴、大横穴、气海穴、足三里穴。

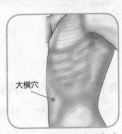

大横穴

2.刮拭

（1）头部刮拭：受术者取坐位，施术者站在其对面，向需要刮拭的部位均匀地涂抹刮痧介质，以凡士林油最佳，然后以平刮法刮拭百会穴处，直至出现出血点为止。

（2）背部刮拭：受术者取俯卧位，施术者向需要刮拭的部位涂抹刮痧介质，然后对胃俞穴进行反复的平刮法刮拭，直至局部出现出血点为止。

（3）腹部刮拭：受术者仰卧，施术者向需要刮拭的部位涂抹刮痧介质，然后按照自上而下的顺序对中脘穴、大横穴、气海穴进行刮拭，其中中脘穴和气海穴采用角刮法刮拭，大横穴采用轻柔的平刮法进行刮拭，直至出现出血点为止，如果出现酸胀感也应该停止刮拭。

（4）下肢刮拭：受术者仰卧，施术者向其需要刮拭的部位涂抹刮痧介质，然后对足三里穴进行竖刮法刮拭，反复操作数次直至出现出血点为止。

小贴士

胃下垂患者应戒烟酒，禁肥甘、辛辣刺激之品，宜食易消化、营养丰富的食品。不要参加重体力劳动和剧烈活动，特别是进食后。饭后散步，有助该病的康复。保持乐观情绪，勿暴怒，勿郁闷。要耐心坚持治疗、食物调理和康复锻炼，要有战胜疾病的信心。

肠梗阻 ○

肠梗阻指肠内容物在肠道中通过受阻。为常见急腹症，可因多种因素引起。起病初，梗阻肠段先有解剖和功能性改变，继则发生体液和电解质的丢失及肠壁循环障碍、坏死和继发感染，最后可致毒血症、休克、死亡。当然，如能及时诊断、积极治疗大多能逆转病情的发展，从而治愈。

1.取穴

风府穴、大椎穴、大肠俞穴、长强穴、中脘穴、天枢穴、气海穴、关元穴、内关穴、神门穴、合谷穴、足三里穴、解溪、太冲穴。

2.刮拭

（1）头背部刮拭：受术者取俯卧位，如果受术者的发量较少，施术者可向其需要刮拭的部位涂抹刮痧介质，然后对风府穴进行角刮法的刮拭，再对大椎穴、大肠俞穴、长强穴进行角刮法的刮拭，直至刮拭出出血点为止。

（2）腹部刮拭：受术者取坐位，施术者向其需要刮拭的部位涂抹刮痧介质，然后以自上而下的顺序对中脘穴、天枢穴、气海穴、关元穴进行角刮法的刮拭，直至局部出现出血点为止。

（3）手臂刮拭：受术者取坐位，施术者向其需要刮拭的部位涂抹刮痧介质，然后以自上而下的顺序对内关穴、神门穴、合谷穴进行角刮法的刮拭，直至局部出现出血点为止。

（4）下肢刮拭：受术者取坐位，施术者向其需要刮拭的部位涂抹刮痧介质，然后以自上而下的顺序对足三里穴、解溪穴、太冲穴进行角刮法的刮拭，直至局部出现出血点为止。

小贴士

肠梗阻的预防和调养：

1.注意饮食卫生，防止蛔虫症。

2.有腹部外伤及腹部手术史者，应及时治疗并注意腹部锻炼，以防肠粘连的发生。

3.老年体弱者，注意保持大便通畅。

梅核气

梅核气是指以咽喉中有异常感觉，但不影响进食为特征的病症。本病如梅核塞于咽喉，咯之不出，咽之不下，时发时止，故而得名。相当于西医的咽部神经官能症，或称咽癔证、癔球。该病多发于壮年人，以女性居多。

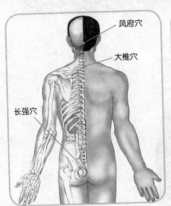
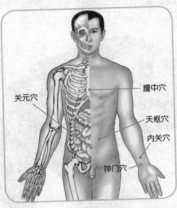
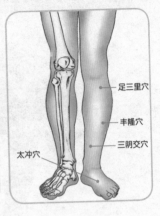

1.取穴

风府穴、大椎穴、长强穴、膻中穴、天枢穴、关元穴、内关穴、神门穴、足三里穴、丰隆穴、三阴交穴、太冲穴。

2.刮拭

（1）头背部刮拭：受术者取俯卧位，如果受术者的发量较少，施术者可向其需要刮拭的部位涂抹刮痧介质，然后对风府穴进行角刮法的刮拭，再对大椎穴、长强穴进行角刮法的刮拭，直至刮拭出出血点为止。

（2）胸腹部刮拭：受术者取坐位，施术者可向其需要刮拭的部位涂抹刮痧介质，然后按照自上而下的顺序对膻中穴、天枢穴、关元穴进行角刮法的刮拭，直至刮拭出出血点为止。

（3）手臂刮拭：受术者取坐位，施术者可向其需要刮拭的部位涂抹刮痧介质，然后按照自上而下的顺序对内关穴、神门穴进行角刮法的刮拭，直至刮拭出出血点为止。

（4）下肢刮拭：受术者取坐位，施术者可向其需要刮拭的部位涂抹刮痧介质，然后按照自上而下的顺序对足三里穴、丰隆穴、三阴交穴、太冲穴进行角刮法的刮拭，直至刮拭出出血点为止。

小贴士

梅核气的预防和调养：

1.细心开导，解除思想顾虑，增强治疗信心。

2.少食煎炒炙煿辛辣食物。

3.加强体育锻炼，增强体质，或用咽喉部的导引法进行锻炼。

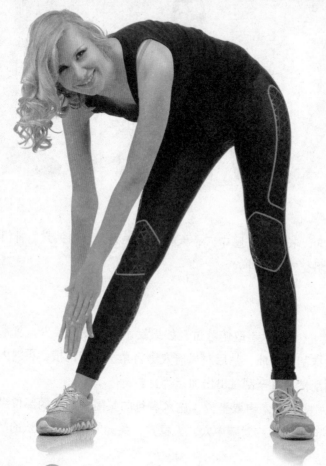

慢性肾炎

慢性肾炎，是以蛋白尿、血尿、高血压、水肿为基本临床表现，病情迁延，病变缓慢进展，可有不同程度肾功能减退，最终将发展为慢性肾衰竭的一组肾小球病。由于本组疾病的病理类型及病期不同，主要临床表现各不相同，疾病表现呈多样化。

1.取穴

风府穴、肾俞穴、长强穴、关元穴、中极穴、曲池穴、内关穴、血海穴、足三里穴、三阴交穴、太溪穴。

2.刮拭

（1）头背部刮拭：受术者取坐位，如果受术者的发量较少，施术者可向其需要刮拭的部位涂抹刮痧介质，然后对风府穴进行角刮法的刮拭，再对肾俞穴、长强穴进行角刮法的刮拭，直至刮拭出出血点为止。

（2）腹部刮拭：受术者取坐位，施术者可向其需要刮拭的部位涂抹刮痧介质，然后按照自上而下的顺序对关元穴、中极穴进行角刮法的刮拭，直至刮拭出出血点为止。

（3）手臂刮拭：受术者取坐位，施术者可向其需要刮拭的部位涂抹刮痧介质，然后按照自上而下的顺序对曲池穴、内关穴进行角刮法的刮拭，直至刮拭出出血点为止。

（4）下肢刮拭：受术者取坐位，施术者可向其需要刮拭的部位涂抹刮痧介质，然后按照自上而下的顺序对血海穴、足三里穴、三阴交穴、太溪穴进行角刮法的刮拭，直至刮拭出出血点为止。

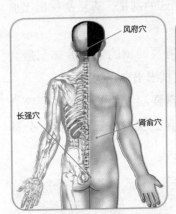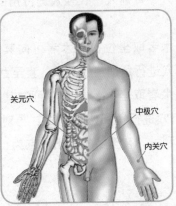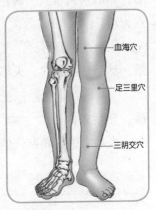

神经性胃炎

神经性胃炎是一种因神经持续紧张而引起的胃炎，同急慢性胃炎症状类似，临床表现为无食欲、胃部灼热感、胃痛、恶心，严重时会吐血。

1.取穴

风府穴、风池穴、大椎穴、脾俞穴、肾俞穴、长强穴、中脘穴、天枢穴、内关穴、神门穴、足三里穴、三阴交穴、公孙穴、太冲穴。

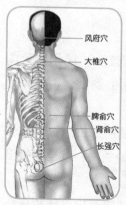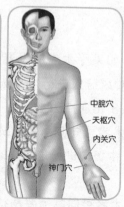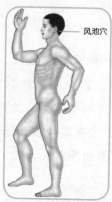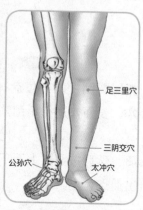

2.刮拭

（1）头部刮拭：受术者取坐位，如果受术者的发量较少，施术者可向其需要刮拭的部位涂抹刮痧介质，然后对风府穴、风池穴进行角刮法的刮拭，直至刮拭出出血点为止。

（2）背部刮拭：受术者取俯卧位，施术者可向其需要刮拭的部位涂抹刮痧介质，然后对大椎穴、脾俞穴、肾俞穴、长强穴进行角刮法的刮拭，直至刮拭出出血点为止。

（3）腹部刮拭：受术者取坐位，施术者可向其需要刮拭的部位涂抹刮痧介质，然后对中脘穴、天枢穴进行角刮法的刮拭，直至刮拭出出血点为止。

（4）四肢刮拭：受术者取坐位，施术者可向其需要刮拭的部位涂抹刮痧介质，然后对内关穴、神门穴进行角刮法的刮拭。再对足三里穴、三阴交穴、公孙穴、太冲穴进行角刮法的刮拭，直至刮拭出出血点为止。

------------------------------ 小贴士 ------------------------------

神经性胃炎的家庭护理：

1.确保睡眠充足，多饮水以补充流失的水分。

2.可服食抗酸剂。

3.吃香蕉，以摄取钾；吃白饭或白面包来摄取低纤维的碳水化合物。

4.若有吐血或疼痛现象，便要去看医生。

胆道蛔虫病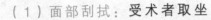

胆道蛔虫病系蛔虫钻入胆道所引起的病症，多见于儿童和青壮年，农村中尤为常见。临床表现为右上腹突发性绞痛或钻顶痛，阵发性加剧，可向肩胛间或右肩放射；部分病人伴有恶心呕吐、甚至呕吐蛔虫，或鼻中作痒，睡中啮齿，唇内有小点，或颜面有白色虫斑。

1.取穴

迎香穴、日月穴、中脘穴、阳陵泉穴、足三里穴。

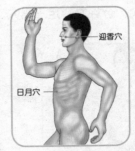
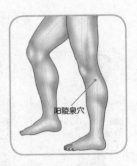

迎香穴
日月穴
阳陵泉穴

2.刮拭

（1）面部刮拭：受术者取坐位，施术者对迎香穴进行角刮法的刮拭，直至局部出现出血点为止。

（2）腹部刮拭：受术者取仰卧位，施术者先向需要刮拭的部位均匀地涂抹刮痧介质，然后对日月穴、中脘穴进行角刮法的刮拭，直至局部出现出血点为止。

（3）下肢刮拭：受术者取坐位，施术者先向需要刮拭的部位均匀地涂抹刮痧介质，然后对阳陵泉穴、足三里穴进行角刮法的刮拭，直至局部出现出血点为止。

小贴士

胆道蛔虫病患者的注意事项：

1.在发作时，病人因疼痛应用止痛剂如杜冷丁等药物时，一日应用不超过2~3次，以防久用成瘾；

2.并发胆道感染应用抗生素四环素过程中，注意用药时间不宜过长，尤其小儿患者，因四环素能引起牙釉质发育不全，造成牙齿发黄，骨生长缓慢等；

3.在应用中药苦楝皮糖浆进行治疗时，应严格控制用量以防中毒，其次对于心脏功能不全的病人及体质较弱者忌用；

4.经(内科)保守治疗7天以上无缓解，甚至反而加重者，或反复发作，出现皮肤黏膜发黄及能触及肿大的胆囊，而又找不出其他原因者，可考虑送医院行外科手术(胆管探查术)治疗。

慢性阑尾炎

慢性阑尾炎是指因阑尾壁纤维组织增多，管腔部分狭窄或闭合，周围粘连形成等病理变化，引起的慢性炎症性疾病。临床表现以反复发作的右下腹疼痛伴有恶心、腹胀、腹泻、便秘等常见的消化系统症状为特征。

1.取穴

大肠俞穴、天枢穴、合谷穴、足三里穴、三阴交穴、阴陵泉穴。

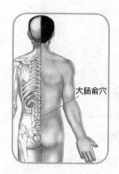 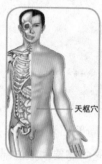 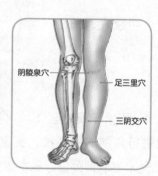 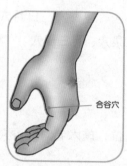

2.刮拭

（1）腹部刮拭：受术者取仰卧位，施术者先向需要刮拭的部位均匀地涂抹刮痧介质，然后按照自上而下的顺序对大肠俞穴、天枢穴进行刮拭，直至局部出现出血点为止。

（2）四肢刮拭：受术者取坐位，施术者先向需要刮拭的部位均匀地涂抹刮痧介质，然后对合谷穴进行角刮法的刮拭，直至局部出现出血点为止。再对足三里穴、三阴交穴、阴陵泉穴进行角刮法的刮拭，直至局部出现出血点为止。

小贴士

慢性阑尾炎的生活禁忌：

1.禁止饮酒，忌食生、冷、辛辣食品。少食油炸及不易消化的食物。对于温热性质的动物肉如羊肉、牛肉、狗肉应该节制。

2.避免暴饮暴食，做到少食多餐。

3.防止过度疲劳。因为过劳会使人体抗病能力下降而导致病情突然加重。

4.慎用药物，特别是一些解热镇痛药和消炎药，对胃肠刺激较大，严重时还会引起消化道出血甚至穿孔，最好不用或少用。

慢性胰腺炎

慢性胰腺炎是由于胆道疾病或酒精中毒等因素导致的胰腺实质进行性损害和纤维化，常伴钙化、假性囊肿及胰岛细胞减少或萎缩。主要表现为腹痛、消瘦、营养不良、腹泻或脂肪痢，后期可出现腹部包块、黄疸和糖尿病等。

1.取穴

风府穴、大椎穴、中脘穴、天枢穴、曲池穴、合谷穴、内关穴、神门穴、足三里穴、丰隆穴、三阴交穴。

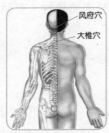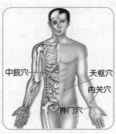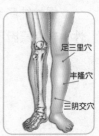

2.刮拭

（1）头背部刮拭：受术者取俯卧位，如果受术者的发量较少，施术者可向其需要刮拭的部位涂抹刮痧介质，然后对风府穴进行角刮法的刮拭。再对大椎穴进行角刮法的刮拭，直至刮拭出出血点为止。

（2）腹部刮拭：受术者取仰卧位，施术者可向其需要刮拭的部位涂抹刮痧介质，然后对中脘穴、天枢穴进行角刮法的刮拭，直至刮拭出出血点为止。

（3）手臂刮拭：受术者取坐位，施术者可向其需要刮拭的部位涂抹刮痧介质，然后对曲池穴、合谷穴、内关穴、神门穴进行角刮法的刮拭，直至刮拭出出血点为止。

（4）下肢刮拭：受术者取坐位，施术者可向其需要刮拭的部位涂抹刮痧介质，然后对足三里穴、丰隆穴、三阴交穴进行角刮法的刮拭，直至刮拭出出血点为止。

小贴士

1.慢性胰腺炎病程迁延，病人应树立战胜疾病的信心，要积极配合治疗，并坚持不懈。

2.如遇急性发作，要及时到医院就诊，并按急性胰腺炎作进一步处理。如无急性发作也定期到医院检查。

3.有腹泻者应采用高糖、高蛋白、低脂肪饮食，或加用胰酶片等药物，不要用抗菌药物。

4.必须禁酒、戒烟。避免过食、饱餐，以免进一步损伤胰腺功能。

慎性结肠炎 ◯

慢性结肠炎是一种慢性、反复性、多发性疾病，以结肠、乙状结肠和直肠为发病部位，指直肠结肠因各种致病原因而致的炎性水肿、溃疡、出血病变。症状为左下腹疼、腹泻、里急后重、时便下黏液、便秘或泄泻交替性发生，病情时好时坏，缠绵不断，反复发作。

慢性结肠炎通常根据致病原因分为特异性（有明显原因的结肠炎）和非特异性（致病原因不明的结肠炎）。

1.取穴

风府穴、大椎穴、长强穴、天枢穴、气海穴、关元穴、足三里穴、上巨虚穴、三阴交穴、公孙穴、太冲穴。

2.刮拭

（1）头背部刮拭：受术者取坐位，如果受术者的发量较少，施术者可向其需要刮拭的部位涂抹刮痧介质，然后对风府穴进行角刮法的刮拭。再对大椎穴、长强穴进行角刮法的刮拭，直至刮拭出出血点为止。

（2）腹部刮拭：受术者取仰卧位或坐位，施术者可向其需要刮拭的部位涂抹刮痧介质，然后按照自上而下的顺序对天枢穴、气海穴、关元穴进行刮拭，直至刮拭出出血点为止。

（3）下肢刮拭：受术者取坐位，施术者可向其需要刮拭的部位涂抹刮痧介质，然后按照自上而下的顺序对足三里穴、上巨虚穴、三阴交穴、公孙穴、太冲穴进行刮拭，直至刮拭出出血点为止。

小贴士

1.患者平常应加强锻炼，如打太极拳，以强腰壮肾，增强体质。

2.注意腹部保暖。

3.除了避免受凉，控制情绪外，饮食是一个非常重要的方面。本病在发作期、缓解期不能进食豆类及豆制品，麦类及面制品，以及大蒜、韭菜、洋山芋、皮蛋、卷心菜、花生、瓜子等易产气食物。

4.柿子、石榴、苹果都含有鞣酸及果胶成分，均有收敛止泻作用，慢性结肠炎可适量食用。

反流性食管炎

　　反流性食管炎是因为胃内容物反流至食管引起，俗称"烧心病"，因为正常情况下胃酸只存在于胃中，当反流入食管时灼烧或刺激食管而产生"烧心感"。常常发生于饭后，因为食管括约肌张力减弱或胃内压力高于食管而引起。胃内容物长期反复刺激食管黏膜，尤其是食管下段黏膜而引起炎症，该病经常与慢性胃炎、消化性溃疡或食道裂孔疝等病并存，但也可单独存在。根据症状不同，分别属于中医"吞酸""吐酸""噎证""胸痹"等病证。

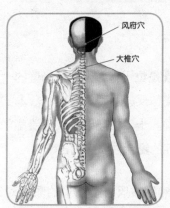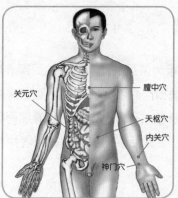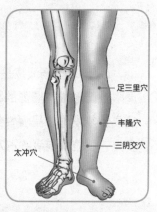

1. 取穴

　　风府穴、大椎穴、膻中穴、中脘穴、天枢穴、关元穴、内关穴、神门穴、合谷穴、足三里穴、三阴交穴、太冲穴。

2. 刮拭

　　（1）头背部刮拭：受术者取坐位，施术者可向其需要刮拭的部位涂抹刮痧介质，然后按照自上而下的顺序对风府穴进行角刮法的刮拭。再对大椎穴进行角刮法的刮拭，直至刮拭出出血点为止。

　　（2）胸腹部刮拭：受术者取坐位，施术者可向其需要刮拭的部位涂抹刮痧介质，然后按照自上而下的顺序对膻中穴、中脘穴、天枢穴、关元穴进行角刮法的刮拭，直至刮拭出出血点为止。

　　（3）手臂刮拭：受术者取坐位，施术者可向其需要刮拭的部位涂抹刮痧介质，然后按照自上而下的顺序对内关穴、神门穴进行角刮法的刮拭，直至刮拭出出血点为止。

　　（4）下肢刮拭：受术者取坐位，施术者可向其需要刮拭的部位涂抹刮痧介质，然后按照自上而下的顺序对足三里穴、三阴交穴、太冲穴进行角刮法的刮拭，直至刮拭出出血点为止。

小贴士

1.忌酒戒烟。

2.注意少量多餐，吃低脂饮食，可减少进食后反流症状的频率。相反，高脂肪饮食可促进小肠黏膜释放胆囊收缩素，易导致胃肠内容物反流。

3.晚餐不宜吃得过饱，避免餐后立刻平卧。

4.尽量减少增加腹内压的活动，如过度弯腰、穿紧身衣裤、扎紧腰带等。

胃、十二指肠溃疡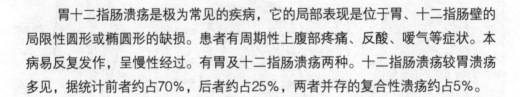

胃十二指肠溃疡是极为常见的疾病，它的局部表现是位于胃、十二指肠壁的局限性圆形或椭圆形的缺损。患者有周期性上腹部疼痛、反酸、嗳气等症状。本病易反复发作，呈慢性经过。有胃及十二指肠溃疡两种。十二指肠溃疡较胃溃疡多见，据统计前者约占70%，后者约占25%，两者并存的复合性溃疡约占5%。

1.取穴

风府穴、大椎穴、脾俞穴、胃俞穴、长强穴、中脘穴、天枢穴、内关穴、神门穴、合谷穴、梁丘穴、血海穴、足三里穴、三阴交穴、太冲穴。

2.刮拭

（1）头背部刮拭：受术者取坐位，如果受术者的发量较少，施术者可向其需要刮拭的部位涂抹刮痧介质，然后对风府穴进行刮拭。再对大椎穴、脾俞穴、胃俞穴、长强穴进行角刮法的刮拭，直至刮拭出出血点为止。

（2）腹部刮拭：受术者取仰卧位，施术者可向其需要刮拭的部位涂抹刮痧介质，然后按照自上而下的顺序对中脘穴、天枢穴进行角刮法的刮拭，直至刮拭出出血点为止。

（3）手臂刮拭：受术者取坐位，施术者可向其需要刮拭的部位涂抹刮痧介质，然后按照自上而下的顺序对内关穴、神门穴、合谷穴进行角刮法的刮拭，直至刮拭出出血点为止。

（4）足部刮拭：受术者取坐位，施术者可向其需要刮拭的部位涂抹刮痧介质，然后按照自上而下的顺序对梁丘穴、血海穴、足三里穴、三阴交穴、太冲穴进行角刮法的刮拭，直至刮拭出出血点为止。

小贴士

食疗辅助治疗胃、十二指肠溃疡：

1.新鲜卷心菜适量，洗净捣汁，每次150毫升，日服2次，适用于胃溃疡未出血时；

2.红茶10克，开水冲泡，加入蜂蜜、白糖各适量，代茶饮用，每日3次，适用于胃及十二指肠溃疡；

3.取番茄汁、马铃薯汁各150毫升，混匀后服，早晚各1次，适用于胃溃疡。

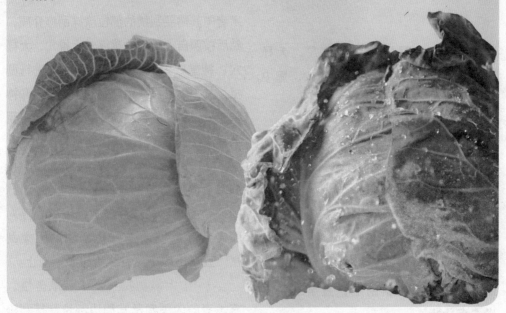

呃逆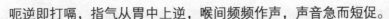

呃逆即打嗝，指气从胃中上逆，喉间频频作声，声音急而短促。

打嗝是因为膈肌痉挛收缩而引起的。它每次平稳地收缩，我们的肺部便吸入一口气；由于它是由脑部呼吸中枢控制，会有规律地活动，故我们的呼吸是可以完全自主运作的，不需要时常记着怎样呼吸。

中医认为，呃逆主要是胃气上逆所致。通常与饮食不节、过食生冷而胃寒、过食辛辣而胃热、肝气郁结横逆犯胃及久病脾胃阳虚、热病胃阴被灼而虚火上逆致使胃气不降、气机逆乱有关。

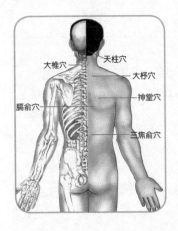 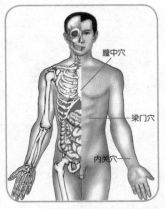 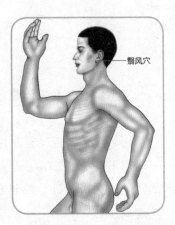

1.取穴

天柱穴、翳风穴、大椎穴、大杼穴、神堂穴、膈俞穴、三焦俞穴、膻中穴、梁门穴、内关穴。

2.刮拭

（1）头部刮拭：受术者取坐位，如果受术者的发量较少，施术者可向其需要刮拭的部位涂抹刮痧介质，然后按照自上而下的顺序对天柱穴、翳风穴进行刮拭，其中天柱穴采用角刮法，翳风穴采用斜刮法，直至刮拭出出血点为止。

（2）背部刮拭：受术者取坐位，施术者向其需要刮拭的部位涂抹刮痧介质，然后按照自上而下的顺序对大椎穴、大杼穴、神堂穴、膈俞穴、三焦俞穴进行刮拭，其中大椎穴采用角刮法，大杼穴和神堂穴采用斜刮法，膈俞穴和三焦俞穴采用平刮法，直至局部出现出血点为止。

（3）胸腹部刮拭：受术者仰卧，施术者向其需要刮拭的部位均匀地涂抹刮痧介质，然后按照自上而下的顺序对膻中穴和梁门穴进行角刮法的轻柔刮拭，直至出现出血点或者酸胀感为止。

（4）上肢刮拭：受术者取坐位，施术者向内关穴及其周边部位涂抹刮痧介质，然后对其进行反复的角刮法刮拭，直至出现出血点为止。

小贴士

1.尽量屏气，一次约在15~25秒即可，3~5次即可见效。

2.让打嗝者饮少量水，尤其要在打嗝的同时咽下。

3.婴儿打嗝时，可将婴儿抱起，用指尖在婴儿的嘴边或耳边轻轻搔痒，一般至婴儿发出笑声，打嗝即可停止。

腹痛

腹痛是指由于各种原因引起的腹腔内外脏器的病变，而表现为腹部的疼痛。腹痛可分为急性与慢性两类。病因极为复杂，包括炎症、肿瘤、出血、梗阻、穿孔、创伤及功能障碍等。

中医认为，腹痛的最主要病因是进食过生冷食物、脾胃阳气受损、脐腹被寒邪侵袭、暴饮暴食、过食肥腻辛辣或气机郁滞。

1.取穴

大椎穴、大杼穴、膏肓穴、神堂穴、中脘穴、天枢穴、足三里穴。

2.刮拭

（1）背部刮拭：受术者取坐位，施术者向其需要刮拭的部位均匀地涂抹刮痧介质，然后按照自上而下的顺序对大椎穴、大杼穴、膏肓穴、神堂穴进行刮拭，其中大椎穴和大杼穴采用斜刮法进行刮拭，膏肓穴和神堂穴采用角刮法进行刮拭，直至局部出现出血点为止。

（2）腹部刮拭：受术者仰卧，施术者将刮痧介质均匀地涂于刮拭部位，然后按照自上而下的顺序对中脘穴和天枢穴进行轻柔的角刮法刮拭，直至出现出血点为止。如果没有出现出血点，却出现了酸胀感，也应该停止刮拭。

（3）下肢刮拭：受术者取坐位，施术者向其需要刮拭的部位涂抹刮痧介质，然后对足三里穴进行竖刮法的刮拭，直至出现出血点为止。

小贴士

腹痛的应急处理：

1.卧床休息，取俯卧位可使腹痛缓解，也可双手适当压迫腹部可使腹痛缓解。

2.适当给予解痉药物如阿托品、654-2或维生素K₃可暂时缓解腹痛。

3.若是暴饮暴食所致腹痛、腹泻者，可试用桐油按摩腹部，往往可起到一定止痛效果。

4.腹痛剧烈且伴有呕吐、高热、血便和肠型时，应速送医院治疗，以免耽误病情。

腹泻 ○

腹泻是一种常见症状，表现为排便次数明显超过平日习惯的频率，粪质稀薄，水分增加，每日排便量超过200克，或含未消化食物或脓血、黏液。腹泻常伴有排便急迫感、肛门不适、失禁等症状。腹泻分急性和慢性两类。急性腹泻发病急剧，病程在2～3周之内。慢性腹泻指病程在两个月以上或间歇期在2～4周内的复发性腹泻。

1.取穴

大椎穴、膏肓穴、神堂穴、中脘穴、天枢穴、阴陵泉穴、足三里穴、上巨虚穴。

2.刮拭

（1）背部刮拭：受术者取坐位，施术者向需要刮拭的部位均匀地涂抹刮痧介质，然后按照自上而下的顺序对大椎穴、膏肓穴、神堂穴进行刮拭，其中大椎穴采用平刮法，膏肓穴和神堂穴采用角刮法，直至局部出现出血点为止。

（2）腹部刮拭：受术者仰卧位，施术者向需要刮拭的部位涂抹刮痧介质，然后按照自上而下的顺序对中脘穴和天枢穴进行角刮法的刮拭，直至出现出血点为止，如果没有出血点或痧痕出现，但有酸胀感，也要停止刮拭。

（3）下肢刮拭：受术者取坐位，施术者向需要刮拭的部位涂抹刮痧介质，然后按照自上而下的顺序对阴陵泉穴、足三里穴、上巨虚穴进行刮拭，其中阴陵泉穴采用角刮法，足三里穴和上巨虚穴采用竖刮法进行刮拭，直至出现出血点为止。

小贴士

1.发病初期，饮食应以能保证营养而又不加重胃肠道病变部位的损伤为原则，一般宜选择清淡流质饮食，如浓米汤、淡果汁和面汤等。

2.缓解期排便次数减少后可进食少油的肉汤、牛奶、豆浆、蛋花汤、蔬菜汁等流质饮食。以后逐渐进食清淡、少油、少渣的半流质饮食。

3.恢复期腹泻完全停止时，食物应以细、软、烂、少渣、易消化为宜。如食欲旺盛，就少食多餐。少吃甜食，因糖类易发酵和胀气。每天都应吃些维生素C含量丰富的食物，还可饮用强化维生素C的果汁，以保证足够的维生素C供应。

便秘

便秘是指大便秘结不通，排便间隔时间延长，或虽有便意，但排便不畅。可见于多种急慢性疾病。便秘的原因十分复杂，有排便动力缺乏，不合理的饮食习惯、不良排便习惯、体质因素、自主神经系统功能紊乱、医源性因素等。常见的有习惯性便秘、老年性便秘等。

中医认为，便秘是胃肠积热、气机滞结、气血两亏、阴寒凝结的结果。

1.取穴

大肠俞穴、小肠俞穴、次髎穴、天枢穴、气海穴、支沟穴、足三里穴、公孙穴。

2.刮拭

（1）背部刮拭：受术者取坐位，施术者向需要刮拭的部位均匀地涂抹刮痧介质，然后按照自上而下的顺序对大肠俞穴、小肠俞穴、次髎穴进行刮拭，其中大肠俞穴和小肠俞穴采用平刮法进行刮拭，次髎穴则采用角刮法进行刮拭，直至局部出现出血点为止。

（2）腹部刮拭：受术者取仰卧位，施术者向需要刮拭的部位涂抹刮痧介质，然后按照自上而下的顺序对天枢穴和气海穴进行轻柔的角刮法刮拭，直至出现出血点或酸胀感为止。

（3）四肢刮拭：受术者要按照施术者的要求变换体位和姿势，施术者向需要刮拭的部位涂抹刮痧介质，然后先对上肢的支沟穴进行斜刮法刮拭，直至出现出血点为止。再对下肢的足三里穴和公孙穴进行刮拭，其中足三里穴采用斜刮法，公孙穴采用角刮法，直至出现出血点为止。

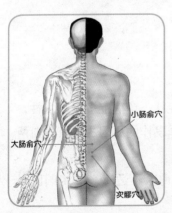
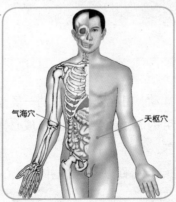
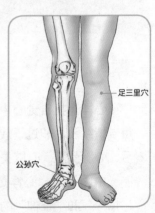

小贴士

便秘的预防方法：

1.饮食中必须有适量的纤维素；每天要吃一定量的蔬菜与水果。早晚空腹吃苹果一个或每餐前吃香蕉1~2个；主食不要过于精细，要适当吃些粗粮。晨起空腹饮一杯淡盐水或蜂蜜水配合腹部按摩或转腰，让水在肠胃振动，加强通便作用。全天都应多饮凉开水以助润肠通便。

2.进行适当的体力活动，加强体育锻炼。

3.每晚睡前按摩腹部养成定时排便的习惯。

4.保持心情舒畅，生活要有规律。

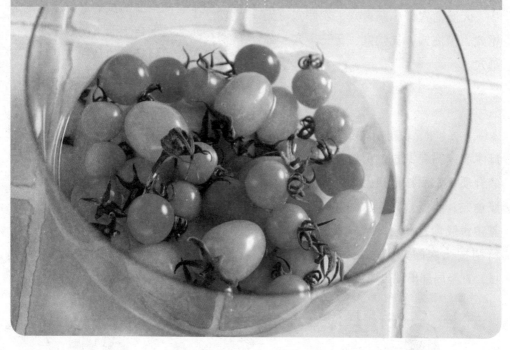

心悸

心悸是指自觉心中悸动，甚至不能自主的一类症状。该病症多呈阵发性，每当情绪波动和过于疲劳的时候就会发作。造成心悸发作的原因主要有气血两亏、心脉受阻、心脏失养、心神不宁等。

中医认为，心悸是自觉心跳快而强，并伴有心前区不适感。属祖国医学"惊悸"和"怔忡"的范畴。

1. 取穴

大椎穴、心俞穴、至阳穴、胆俞穴、膻中穴、巨阙穴、郄门穴、内关穴、阴郄穴、神门穴。

2. 刮拭

（1）背部刮拭：受术者取坐位，施术者将刮痧介质涂于刮拭部位，然后按照自上而下的顺序对大椎穴、心俞穴、至阳穴、胆俞穴进行刮拭，其中大椎穴和至阳穴采用角刮法，而心俞穴和胆俞穴采用竖刮法进行刮拭，直至刮拭出痧痕为止。

（2）胸部刮拭：受术者仰卧，施术者向其需要刮拭的部位均匀地涂抹刮痧介质，然后按照自上而下的顺序对膻中穴、巨阙穴进行角刮法刮拭，直至出现出血点为止。

（3）上肢刮拭：受术者仰卧，施术者向其需要刮拭的部位涂抹刮痧介质，然后按照自上而下的顺序对上肢的郄门穴、内关穴、阴郄穴、神门穴四个穴位进行角刮法的刮拭，直至出现出血点为止。

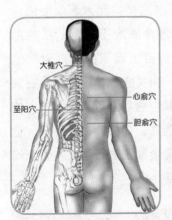
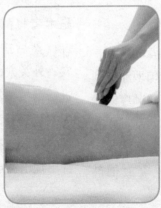
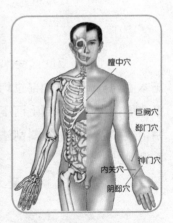

小贴士

1.适当注意休息，少房事，少进食含动物脂肪多的饮食，少进咸、辣和酒、烟、浓茶、咖啡等。

2.适当参加体育锻炼，如散步、太极拳、体操、气功等，注意预防感冒。一定要控制情绪，少生气。

3.心悸患者应保持精神乐观，情绪稳定，坚持治疗，坚定信心。应避免惊恐刺激及忧思恼怒等。

心肌炎

　　心肌炎指心肌中有局限性或弥漫性的急性、亚急性或慢性的炎性病变。近年来病毒性心肌炎的相对发病率不断增加。病情轻重不同，表现差异很大，婴幼儿病情多较重，成年人多较轻，轻者可无明显病状，重者可并发严重心律失常、心功能不全甚至猝死。

　　心肌之所以发生炎症，中医认为与肠道病毒邪毒入侵和心肌失养等有着密切的联系。

1.取穴

　　厥阴俞穴、心俞穴、膻中穴、曲池穴、外关穴、内关穴、神门穴、合谷穴。

2.刮拭

　　（1）背部刮拭：受术者取坐位，施术者向需要刮拭的部位均匀地涂抹刮痧介质，然后按照自上而下的顺序对厥阴俞穴和心俞穴进行斜刮法的刮拭，直至出现出血点为止。

　　（2）胸部刮拭：受术者取仰卧位，施术者在向其涂抹完刮痧介质后，对膻中穴及其周围部位按照胸骨的走向进行由里到外的刮拭，可采用斜刮法，刮至局部出现出血点为止。

　　（3）上肢刮拭：受术者取坐位，施术者将刮痧介质涂于需要刮拭的部位，然后按照自上而下的顺序对曲池穴、外关穴、内关穴、神门穴、合谷穴进行刮拭，其中曲池穴可用斜刮法，外关穴可用竖刮法，内关穴、神门穴、合谷穴可以选择角刮法进行刮拭，直至局部出现出血点为止。

小贴士

　　1.限制活动、注意休息。

　　2.出现症状、及时治疗。

　　3.患者经治疗好转后，要定期随诊，长期治疗。

　　4.提高机体免疫力，玉竹、丹参具有很好的预防和治疗心肌炎的作用，中药制剂玉丹荣心丸能双向调节免疫功能，可保护心肌，促进心肌功能恢复，积极控制症状，防止病情的迁延和复发，不仅有明显的治疗作用，而且具有防止其发生、迁延和预防复发的作用，因而除了治疗外，提倡在易发人群中作为预防性用药。

冠心病

冠心病是冠状动脉性心脏病的简称，常因冠状动脉血液供应不足或冠状动脉粥样硬化产生管腔狭窄或闭塞，导致心肌低氧而引起，是临床上最为常见的一种心血管疾病，在我国发病率甚高。其形成原因多与体内脂质代谢调节紊乱和血管壁的正常机能结构被破坏有关。

主要表现为心绞痛、心肌梗死、心律失常、心力衰竭或猝死等。发病以中老年人居多。中医认为年老体衰、情志、饮食、劳逸等因素与本病的发生有关，属胸痹、真心痛、厥心痛范畴。

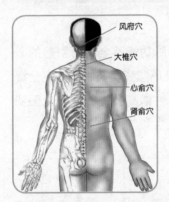 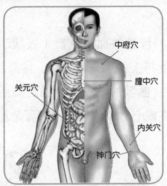 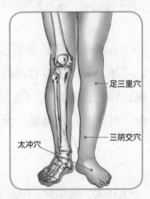

1.取穴

风府穴、大椎穴、心俞穴、肾俞穴、中府穴、膻中穴、关元穴、内关穴、神门穴、足三里穴、三阴交穴、太冲穴。

2.刮拭

（1）头背部刮拭：受术者取坐位，如果受术者毛发较少，施术者向其需要刮拭的部位涂抹刮痧介质，然后对风府穴进行角刮法的刮拭。再对大椎穴、心俞穴、肾俞穴进行角刮法的刮拭，直至出现出血点为止。

（2）胸部刮拭：受术者取仰卧位或坐位，施术者向其需要刮拭的部位涂抹刮痧介质，然后按照自上而下的顺序对中府穴、膻中穴、关元穴进行角刮法的刮拭，直至出现出血点为止。

（3）手臂部刮拭：受术者取坐位，施术者向其需要刮拭的部位涂抹刮痧介质，然后按照自上而下的顺序对内关穴、神门穴进行角刮法的刮拭，直至出现出血点为止。

（4）下肢部刮拭：受术者取坐位，施术者向其需要刮拭的部位涂抹刮痧介质，然后按照自上而下的顺序对足三里穴、三阴交穴、太冲穴进行角刮法的刮拭，直至出现出血点为止。

小贴士

1.合理饮食，不要偏食，不宜过量。要控制高胆固醇、高脂肪食物，多吃素食。同时要控制总热量的摄入，限制体重增加。

2.生活要有规律，避免过度紧张；保持足够的睡眠，培养多种情趣；保持情绪稳定，切忌急躁、激动或闷闷不乐。

3.保持适当的体育锻炼活动，增强体质。

4.多喝茶。不吸烟、酗酒。

心肌梗死

心肌梗死是指急性、持续性缺血、低氧（冠状动脉功能不全）所引起的心肌坏死。临床上多有剧烈而持久的胸骨后疼痛，休息及硝酸酯类药物不能完全缓解，伴白细胞增高、发热、血沉加快、血清心肌酶活性增高及进行性心电图变化，可并发心律失常、休克或心力衰竭等症，常可危及生命。

1.取穴

大椎穴、膻中穴、中府穴、内关穴、神门穴、足三里穴、三阴交穴、太冲穴。

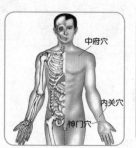 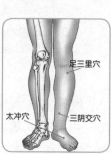

2.刮拭

（1）背部刮拭：受术者取俯卧位或坐位，施术者向其需要刮拭的部位涂抹刮痧介质，然后对大椎穴进行刮拭，直至出现出血点为止。

（2）胸部刮拭：受术者取仰卧位或坐位，施术者向其需要刮拭的部位涂抹刮痧介质，然后按照自上而下的顺序对膻中穴、中府穴进行刮拭，直至出现出血点为止。

（3）手臂刮拭：受术者取坐位，施术者向其需要刮拭的部位涂抹刮痧介质，然后按照自上而下的顺序对内关穴、神门穴进行刮拭，直至出现出血点为止。

（4）下肢刮拭：受术者取坐位，施术者向其需要刮拭的部位涂抹刮痧介质，然后按照自上而下的顺序对足三里穴、三阴交穴、太冲穴进行刮拭，直至出现出血点为止。

小贴士

心肌梗死的自我调理：

1. 要按时服药，定期复诊。

2. 保持大便通畅。

3. 要坚持体育锻炼。

4. 不要情绪激动。

5. 不要过度劳累。

6. 不要抽烟、饮酒和吃得过饱。

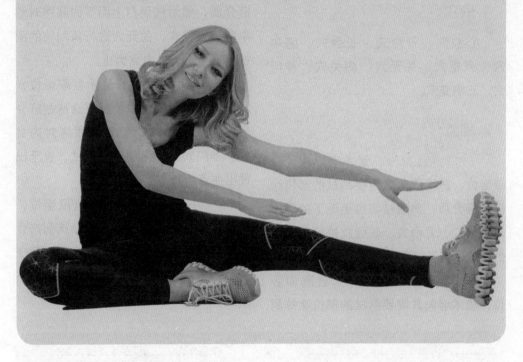

心律失常

　　心律失常是指人的心脏收缩频率比正常加快或减慢和心动节律发生改变。它可能是心脏器质性病变，也可能是单纯的功能性障碍。

　　本病多发于身体羸弱、气血不足、心神不宁者，或因酒色太过，痰火内扰引发。如不及时调理，就会致使气血不足运行无力，甚至出现气血瘀阻等证候。

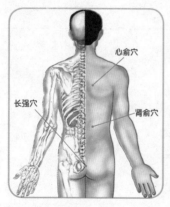
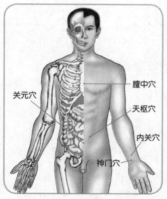
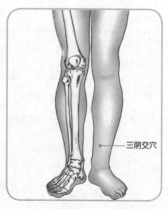

1.取穴

心俞穴、肾俞穴、长强穴、膻中穴、天枢穴、关元穴、内关穴、神门穴、三阴交穴。

2.刮拭

（1）背部刮拭：受术者取俯卧位或坐位，施术者向其需要刮拭的部位涂抹刮痧介质，然后按照自上而下的顺序对心俞穴、肾俞穴、长强穴进行角刮法的刮拭，直至出现出血点为止。

（2）胸部刮拭：受术者取仰卧位，施术者向其需要刮拭的部位涂抹刮痧介质，然后按照自上而下的顺序对膻中穴、天枢穴、关元穴进行角刮法的刮拭，直至出现出血点为止。

（3）手臂刮拭：受术者取坐位，施术者向其需要刮拭的部位涂抹刮痧介质，然后按照自上而下的顺序对内关穴、神门穴进行角刮法的刮拭，直至出现出血点为止。

（4）下肢刮拭：受术者取坐位，施术者向其需要刮拭的部位涂抹刮痧介质，然后按照自上而下的顺序对三阴交穴进行角刮法的刮拭，直至出现出血点为止。

小贴士

1.莲子30克，粳米50克。先煮莲子如泥，再入粳米煮作粥，空腹食用，每日早晚各服1次，有补血养心，益气安神的功效，主治心血不足型心律失常，心中悸动不安，神乏无力，面色无华，失眠多梦者。

2.将万年青25克加水150毫升，煎至50毫升，滤出汁。反复两次，将二汁混合，加入红糖。每日1剂，连用1周。有活血化瘀止痛的功效。主治心血瘀阻型心律失常，心悸不安，胸闷不舒，心痛时作，舌质紫暗有瘀点，脉涩或结、代。

糖尿病 ○

糖尿病是一种常见的有遗传性倾向的内分泌代谢病。是由于胰岛素分泌绝对或相对不足而引起的碳水化合物、蛋白质、脂肪代谢杂乱的一种慢性病。它目前已成为继癌症、冠心病之后的第三种严重危及人类健康和生命的疾病。

糖尿病的并发症很多，与非糖尿病人相比，糖尿病人的高血压发生率高1.7倍，缺血性心脏病与脑卒中发生率高3倍，下肢坏疽发生率高5倍，肾功能衰竭发生率高17倍，双目失明发生率高25倍。

本病的发生除遗传因素外，精神损伤、五志过激是其主要诱因；此外，与饮食所伤、体育运动缺乏、性欲不节、肾虚精耗等原因也有一定关系，且病程长，病势缠绵，严重损害患者的身体健康。

1.取穴

肺俞穴、胰俞穴、脾俞穴、三焦俞穴、命门穴、肾俞穴、中脘穴、关元穴、足三里穴、三阴交穴、水泉穴。

2.刮拭

（1）背部刮拭：受术者取坐位，施术者向其需要刮拭的部位涂抹刮痧介质，然后按照自上而下的顺序对肺俞穴、胰俞穴、脾俞穴、三焦俞穴、命门穴、肾俞穴进行刮拭。其中除了命门穴采用角刮法外，其余几个穴位均以平刮法进行刮拭，直至出现出血点为止。

（2）腹部刮拭：受术者取仰卧位，施术者站在其一侧，先向其需要刮拭的部位涂抹刮痧介质，以凡士林油为宜。然后按照自上而下的顺序对中脘穴和关元穴进行轻柔的角刮法刮拭，直至出现出血点为止，如果没有出现出血点则以有酸胀感为止。

（3）下肢刮拭：受术者取坐位，施术者向其需要刮拭的部位涂抹刮痧介质，然后按照自上而下的顺序对足三里穴、三阴交穴、水泉穴进行刮拭。其中，足三里穴和三阴交穴采用斜刮法进行刮拭，而水泉穴则采用角刮法进行刮拭，直至局部出现出血点为止。

小贴士

1.避免肥胖，维持理想且合适的体重。

2.每餐饮食按照计划分量进食，定时定量，不可任意增减。

3.烹调宜用植物性油脂。

高血压 ◯

　　高血压是以动脉血压升高为主要表现，伴有脑、心、肾功能障碍和病理改变的全身性疾病。此病是当前威胁人类健康的重要疾病。在早期和中期，本病症状往往不明显，易为人们所忽视，而一旦出现心脑血管并发症，则变得难以控制。

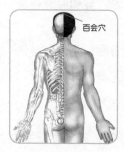
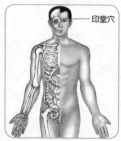
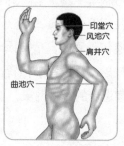
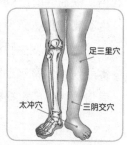

1.取穴

　　百会穴、印堂穴、风池穴、肩井穴、曲池穴、足三里穴、三阴交穴、太冲穴。

2.刮拭

　　（1）头部刮拭：受术者取坐位，如果受术者毛发较少，施术者向需要刮拭的部位均匀地涂抹刮痧介质，以凡士林油为最佳。然后自上而下对百会穴、印堂穴、风池穴进行竖刮法的刮拭，直至出现出血点为止。

　　（2）肩部刮拭：受术者取坐位，施术者向需要刮拭的部位均匀地涂抹刮痧介质，然后对肩井穴进行角刮法的刮拭，直至出现出血点为止。

　　（3）四肢刮拭：受术者应该按照施术者的要求变换体位或姿势，施术者首先将刮痧介质涂于需要刮拭的部位，然后先对上肢的曲池穴进行角刮法的刮拭，再对下肢的足三里穴、三阴交穴、太冲穴进行刮拭，其中足三里穴和三阴交穴采用斜刮法刮拭，而太冲穴则采用角刮法刮拭，直至局部出现出血点为止。

小贴士

1.不要盲目降压。须找出病因，对症治疗。

2.坚持长期合理服药，勤测血压，及时调整剂量，巩固疗效。

3.防止情绪激动，保证睡眠充足，心情舒畅。

4.宜晨起即服降压药，忌睡眠前服降压药。

低血压 ◯

低血压是指体循环动脉压力低于正常的状态。主要是由于高级神经中枢调节血压功能紊乱所引起，成人如收缩压持续低于12kPa并伴有不适症候时，一般称为低血压，病情轻时症状有：头晕、头痛、食欲不振、疲劳、脸色苍白、消化不良、晕车（船）等；严重症状有：眩晕、四肢冷、心悸、呼吸困难、共济失调等，甚至发生昏厥，需长期卧床。

1.取穴

百会穴、厥阴俞穴、脾俞穴、肾俞穴、中脘穴、关元穴、郄门穴、足三里穴、涌泉穴。

2.刮拭

（1）头部刮拭：受术者取坐位，施术者先向百会穴处涂抹刮痧介质，然后用竖刮法对其进行刮拭，直至出现出血点为止。

（2）背部刮拭：受术者取俯卧位，施术者站在其一侧，向需要刮拭的部位均匀地涂抹刮痧介质，然后自上而下对厥阴俞穴、脾俞穴、肾俞穴进行平刮法刮拭，直至出现出血点为止。

（3）腹部刮拭：受术者取仰卧位，施术者先向其腹部需要刮拭的部位均匀地涂抹刮痧介质，然后自上而下对中脘穴和关元穴进行刮拭，采用较为轻柔的角刮法，直至出现出血点为止。

（4）四肢刮拭：在进行四肢刮痧的时候，受术者取坐位，施术者向刮拭部位涂抹刮痧介质，然后先对上肢的郄门穴进行角刮法的刮拭，再对下肢的足三里穴和涌泉穴进行刮拭，其中足三里穴采用斜刮法进行刮拭，涌泉穴则采用角刮法进行刮拭，直至出现出血点为止。

小贴士

低血压饮食宜忌：

1.荤素搭配。桂圆、莲子、大枣、桑葚等，具有健神补脑之功，宜经常食用，增强体质；由失血及月经过多引起的低血压，应注意进食提供造血原料的食物，如富含蛋白质、铜、铁元素的食物，有助于纠正贫血。

2.低血压病人宜选择高钠（食盐每日宜12~15克）、高胆固醇的饮食。

3.忌食生冷及寒凉、破气食物，如菠菜、萝卜、芹菜及冷饮等。千万不要吃玉米等降血压食物。

高脂血症 ◎

　　高脂血症是指血浆脂质一种或多种成分的浓度高于正常。

　　该病对身体的损害是隐匿、渐进和全身性的。它的直接损害是加速全身动脉粥样硬化，因为全身的重要器官都要依靠动脉供血、供氧，一旦动脉被粥样斑块堵塞，就会导致严重后果。动脉硬化引起的肾功能衰竭等，都与高脂血症密切相关。大量研究资料表明，高脂血症是脑卒中、冠心病、心肌梗死、心脏猝死独立而重要的危险因素。

1.取穴

　　百会穴、神庭穴、风府穴、肺俞穴、脾俞穴、肾俞穴、中脘穴、关元穴、曲池穴、合谷穴、足三里穴、丰隆穴、三阴交穴、太冲穴、公孙穴。

2.刮拭

　　（1）头部刮拭：受术者取坐位，如果受术者毛发较少，施术者可以向其需要的部位均匀地涂抹介质，其中风府穴，百会穴和神庭穴均采用竖刮法，风府穴则采用角刮法，直至刮拭出出血点为止。

　　（2）背部刮拭：受术者取坐位，施术者向其需要刮拭的部位均匀地涂抹刮痧介质，然后自上而下对肺俞穴、脾俞穴、肾俞穴进行平刮法刮拭，直至局部出现出血点为止。

　　（3）腹部刮拭：受术者仰卧，施术者向需要刮拭的部位涂抹适量的刮痧介质，然后自上而下对中脘穴和关元穴进行角刮法刮拭，手法要轻柔，以局部出现出血点为止，如果出现酸胀感应停止。

　　（4）四肢刮拭：受术者仰卧，施术者向其需要刮拭的部位均匀地涂抹刮痧介质，然后先对上肢的曲池穴和合谷穴进行刮拭，曲池穴采用斜刮法，合谷穴则采用角刮法，直至出现出血点为止。再对下肢的足三里穴、丰隆穴、三阴交穴、太冲穴、公孙穴进行刮拭。其中，足三里穴、丰隆穴和三阴交穴采用竖刮法进行刮拭，而太冲穴和公孙穴用角刮法进行刮拭，直至出现出血点为止。

缺铁性贫血

缺铁性贫血是体内铁的储存不能满足正常红细胞生成的需要而发生的贫血，是由于铁摄入量不足、吸收量减少、需要量增加、铁利用障碍或丢失过多所致，形态学表现为小细胞低色素性贫血。缺铁性贫血不是一种疾病，而是疾病的症状，症状与贫血程度和起病的缓急相关。

1.取穴

风池穴、大椎穴、长强穴、膻中穴、中脘穴、天枢穴、气海穴、关元穴、内关穴、足三里穴、公孙穴。

2.刮拭

（1）头背部刮拭：受术者取坐位，如果受术者的发量较少，施术者在施术前先向需要刮拭的部位均匀地涂抹刮痧介质，然后风池穴、翳风穴进行角刮法的刮拭。再按照自上而下的顺序对大椎穴、长强穴进行角刮法的刮拭，直至出现出血点为止。

（2）胸腹部刮拭：受术者取坐位，施术者在施术前先向需要刮拭的部位均匀地涂抹刮痧介质，然后按照自上而下的顺序对膻中穴、中脘穴、天枢穴、气海穴、关元穴进行角刮法的刮拭，直至出现出血点为止。

（3）四肢刮拭：受术者取坐位，施术者在施术前先向需要刮拭的部位均匀地涂抹刮痧介质，然后对内关穴进行角刮法的刮拭。再按照自上而下的顺序对足三里穴、公孙穴进行角刮法的刮拭，直至出现出血点为止。

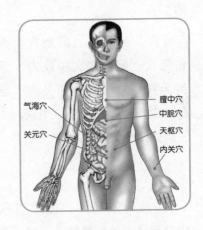

气海穴
关元穴
膻中穴
中脘穴
天枢穴
内关穴

小贴士

食疗补铁：

1. 当归枸杞猪肝煎：当归15克，枸杞15克，猪肝60克，煮汤调味服食。

2. 黑豆圆肉大枣汤：黑豆50克，圆肉20克，大枣50克，水煎煮熟服。

3. 黄芪鸡汁粥：黄芪30克，母鸡1只(1000克)，粳米100克，将母鸡宰杀去毛及内脏(切块)，和黄芪放入锅加水煮成浓汤，用此浓汤和粳米煮粥，调味食用。

脑动脉硬化症

　　脑动脉硬化症指脑动脉硬化后因脑部多发性梗死、软化、坏死和萎缩引起神经衰弱综合征、动脉硬化性痴呆、假性延髓麻痹等慢性脑病。

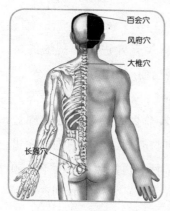
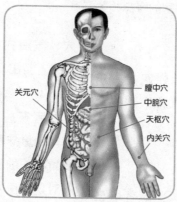
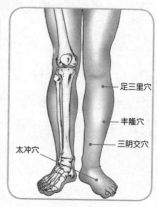

1.取穴

　　百会穴、风府穴、风池穴、大椎穴、长强穴、膻中穴、中脘穴、天枢穴、关元穴、曲池穴、外关穴、合谷穴、内关穴、委中穴、足三里穴、丰隆穴、三阴交穴、太冲穴。

2.刮拭

　　（1）头背部刮拭：受术者取坐位，如果受术者的发量较少，施术者在施术前先向需要刮拭的部位均匀地涂抹刮痧介质，然后百会穴、风府穴、风池穴进行角刮法的刮拭。再按照自上而下的顺序对大椎穴、长强穴进行角刮法的刮拭，直至出现出血点为止。

　　（2）胸腹部刮拭：受术者取坐位，施术者在施术前先向需要刮拭的部位均匀地涂抹刮痧介质，然后按照自上而下的顺序对膻中穴、中脘穴、天枢穴、气海穴、关元穴进行角刮法的刮拭，直至出现出血点为止。

　　（3）上肢刮拭：受术者取坐位，施术者在施术前先向需要刮拭的部位均匀地涂抹刮痧介质，然后按照自上而下的顺序对曲池穴、外关穴、合谷穴、内关穴进行角刮法的刮拭，直至出现出血点为止。

　　（4）下肢刮拭：受术者取坐位，施术者在施术前先向需要刮拭的部位均匀地涂抹刮痧介质，然后按照自上而下的顺序对委中穴、足三里穴、丰隆穴、三阴交穴、太冲穴进行角刮法的刮拭，直至出现出血点为止。

1. 体育锻炼：锻炼前，应明确体育锻炼的目的，以愉快的心情参加。

2. 培养健康的生活方式。注意控制饮食，合理膳食。

3. 动脉硬化症患者，忌吃下列食物：羊髓、肥肉、猪肝、猪肾、鸭蛋、鹅肉、白酒、啤酒等。

4. 预防动脉硬化的几种食物：生姜、牛奶、大豆、大蒜、洋葱、海鱼类、蜜橘、山楂、茶叶、茄子、燕麦、甲鱼、木耳、红薯。

面瘫

面瘫也就是面部神经麻痹、面神经炎，在民间也被叫作"歪嘴""吊线风""歪嘴风"等。一般的症状是口眼㖞斜，闭眼、噘嘴、动眉等动作无法完成。常有口水不自觉地流出口外、泪液外溢、眼睑无法闭合、喝水时水从嘴角流出等表现。

1.取穴

风池穴、翳风穴、阳白穴、四白穴、地仓穴、合谷穴、内庭穴。

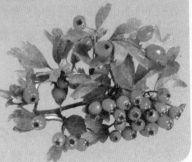
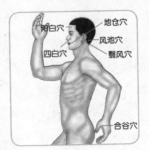
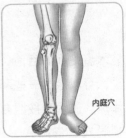

2.刮拭

（1）颈部刮拭：受术者取坐位，施术者在施术前先向需要刮拭的部位均匀地涂抹刮痧介质，然后自上而下对风池穴、翳风穴进行角刮法的刮拭，直至出现出血点为止。

（2）面部刮拭：受术者取坐位，施术者在施术前先在需要刮拭的部位均匀地涂抹刮痧介质，然后按照自上而下的顺序对阳白穴、四白穴、地仓穴进行刮拭，其中阳白穴可以采用斜刮法进行刮拭，而四白穴和地仓穴则可以采用角刮法刮拭，直至局部出现出血点为止。

·········小贴士·········

患侧面部表情肌出现运动后，进行有效的表情肌康复训练可明显地提高疗效。面瘫时主要累及的表情肌为枕额肌额腹、眼轮匝肌、提上唇肌、颧肌、提口角肌、口轮匝肌和下唇方肌。进行这些主要肌肉的功能训练，可促进整个面部表情肌运动功能恢复正常。

失眠

失眠，中医称"不寐"或"不得卧"，即因本身原因而引致的睡眠不足，表现为入睡困难，时常觉醒及(或)晨醒过早。按其发病原因可分为四种类型，一是身体原因，如疼痛和咳嗽引起；二是生理原因，如生活工作环境变化；三为精神原因，如兴奋和焦虑；四为药物原因，如应用某些兴奋剂。

1.取穴

四神聪穴、安眠穴、风池穴、肩井穴、心俞穴、脾俞穴、肾俞穴、神门穴、三阴交穴。

2.刮拭

（1）头部刮拭：受术者取坐位，施术者站在其后面，如果受术者毛发较少，可以涂抹一些刮痧介质，否则无需涂抹。施术者按照自上而下的顺序对四神聪穴、安眠穴、风池穴进行竖刮法的刮拭，在刮拭的过程中手法一定要轻，以免伤害头部皮肤，直至有酸胀感为止。

（2）肩背部刮拭：受术者取俯卧位或坐位，施术者向需要刮拭的部位均匀地涂抹刮痧介质，然后从上到下对肩井穴、心俞穴、脾俞穴、肾俞穴进行刮拭。其中，肩井穴采用斜刮法进行刮拭，其他几个穴位则采用平刮法进行刮拭，直至局部出现痧痕为止。

（3）四肢刮拭：受术者取坐位，施术者先向需要刮拭的部位均匀地涂抹刮痧介质，然后对上肢神门穴进行角刮法的刮拭，直至出现痧痕为止，再对下肢三阴交穴进行角刮法的刮拭，直至出现痧痕为止。

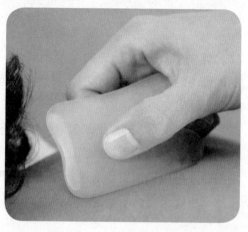

失眠患者的心理护理：

1.保持乐观、知足常乐的良好心态。对社会竞争、个人得失等有充分的认识，避免因挫导致心理失衡。

2.建立有规律的一日生活制度，保持人的正常睡醒节律。

3.创造有利于入睡的条件反射机制。如睡前半小时洗热水澡、泡脚、喝牛奶等，只要长期坚持，就会建立起"入睡条件反射"。

4.白天适度的体育锻炼，有助于晚上的入睡。

5.养成良好的睡眠卫生习惯。

多寐

多寐以精神疲倦、不分昼夜时时欲睡、呼之能醒、醒后又想睡为主要临床特征，又称嗜睡、多卧、嗜卧。多系阳虚阴盛、气血虚损、湿邪困脾所致。

《内经》认为睡眠现象和阴阳二气有关，清醒是阳气盛的表现，入睡是阴气盛的结果，多寐的病机是阳虚阴盛。

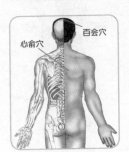 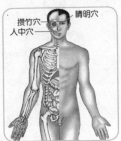 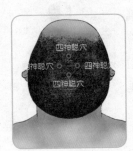 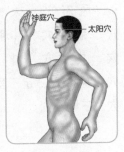

1.取穴

百会穴、人中穴、睛明穴、四神聪穴、神庭穴、攒竹穴、太阳穴、心俞穴。

2.刮拭

（1）头部刮拭：先在百会穴附近点压及推按刮拭，至局部酸麻，再点压人中穴至患者感觉疼痛为止，两侧点按刮拭睛明穴、攒竹穴直至太阳穴，同时点按刮拭头顶神庭穴及四神聪穴。

（2）背部刮拭：背部心俞穴由上向下、由内向外、左右反复刮拭，刮拭面尽量拉长，用力均匀适中以皮肤潮红、不感疼痛为度。

---------------- **小贴士** ----------------

治疗多寐的小偏方：

　（1）【组成】商陆花(阴干)适量。

　　　　【用法】捣末，用日暮水送服1克。日服3次。

　　　　【主治】人心昏塞，多忘喜卧。

　（2）【组成】大麦蘖900克，川椒50克，干姜100克。

　　　　【用法】研末，每服2克，日3次。

　　　　【主治】多寐，食毕则甚。

惊悸 〇

　　惊悸指因惊恐而心跳得厉害。该气质型人平素即敏感多疑，忧郁善嫉，遇事易惊。体型细长或小巧纤弱，脉多弦细，舌质淡苔薄。

1.取穴

　　风府穴、大椎穴、膻中穴、中脘穴、内关穴、神门穴、血海穴、足三里穴、三阴交穴。

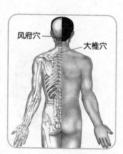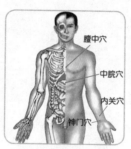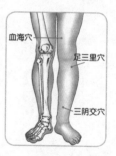

2.刮拭

　　（1）头背部刮拭：受术者取坐位，如果受术者头发较少，施术者可向其需要刮拭的部位涂抹刮痧介质，然后对风府穴进行角刮法的刮拭。再对大椎穴进行角刮法的刮拭，直至出现出血点为止。

　　（2）胸部刮拭：受术者取仰卧位，施术者可向其需要刮拭的部位涂抹刮痧介质，然后对膻中穴、中脘穴进行角刮法的刮拭，直至出现出血点为止。

　　（3）四肢刮拭：受术者取坐位，施术者可向其需要刮拭的部位涂抹刮痧介质，然后对内关穴、神门穴进行角刮法的刮拭。再对血海穴、足三里穴、三阴交穴进行角刮法的刮拭，直至出现出血点为止。

健忘

　　健忘是指记忆力差、遇事易忘的症状,多因心脾亏损,年老精气不足,或瘀痰阻痹等所致,常见于神劳、脑萎、头部内伤、中毒等脑系为主的疾病之中。

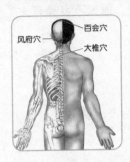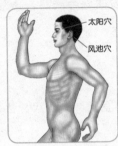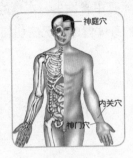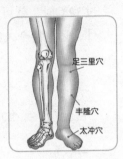

1.取穴

　　神庭穴、百会穴、太阳穴、风府穴、风池穴、大椎穴、内关穴、神门穴、足三里穴、丰隆穴、太溪穴、太冲穴。

2.刮拭

　　（1）头背部刮拭:受术者取坐位,如果受术者头发较少,施术者可向其需要刮拭的部位涂抹刮痧介质,然后自上而下对神庭穴、百会穴、太阳穴、风府穴、风池穴进行角刮法的刮拭。再对大椎穴进行角刮法的刮拭,直至出现出血点为止。

　　（2）手臂刮拭:受术者取坐位,施术者可向其需要刮拭的部位涂抹刮痧介质,然后自上而下对内关穴、神门穴进行角刮法的刮拭。

　　（3）下肢刮拭:受术者取坐位,施术者可向其需要刮拭的部位涂抹刮痧介质,然后自上而下对足三里穴、丰隆穴、太溪穴、太冲穴进行角刮法的刮拭,直至出现出血点为止。

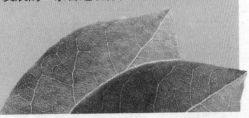

小贴士

健忘症的预防与治疗:

1. 勤于用脑,“用进废退”是生物界发展的一条普遍规律,大脑亦是如此;

2. 保持良好情绪;

3. 经常参加体育锻炼;

4. 养成良好的生活习惯;

5. 摸索一些适合自己的记忆方法。

中暑 ○

中暑是人体感受暑热后引起的疾病。暑为夏病之首，中暑的"中"字，形容暑热侵犯人体，来势凶猛，有如箭头石块猛烈击中人体一样。当环境气温超过32℃时，就可能有中暑发生。本病的发生除与高温、高湿、通风不良等有关外，还与每个人的身体健康状况密切相关。

1.取穴

百会穴、头维穴、太阳穴、人中穴、中脘穴、曲池穴、合谷穴、委中穴。

2.刮拭

（1）头部刮拭：受术者取坐位，如果受术者头发较少，施术者可向其需要刮拭的部位涂抹刮痧介质，再以自上而下的顺序对其进行刮拭。其中百会穴、头维穴进行竖刮法的刮拭，太阳穴和人中穴采用点揉法的刮拭，直至出现出血点为止。

（2）背部刮拭：受术者取坐位，施术者向需要刮拭的部位涂抹刮痧介质，然后对背部膀胱经进行平刮法的刮拭，直至出现痧痕为止。

（3）腹部刮拭：受术者仰卧，施术者向需要刮拭的部位涂抹刮痧介质，然后对中脘穴进行轻柔的角刮法刮拭，直至出现出血点或者酸胀感为止。

（4）四肢刮拭：受术者要按照施术者的要求进行体位的变换，施术者先对上肢的曲池穴和合谷穴进行刮拭，曲池穴采用斜刮法，合谷穴采用角刮法，直至出现出血点为止。再对下肢的委中穴进行竖刮法的刮拭，直至出现出血点为止。

小贴士

防暑食物：

1.补充蛋白质。夏季人体营养消耗大，代谢机能旺盛，所以，要常吃些富含优质蛋白质，又易于消化的食品。推荐食品：蛋类、鱼类及含脂肪少的肉类、豆制品、牛奶等。

2.补充维生素。在夏天人体维生素需要量比普通标准要高一倍或一倍以上，因此，可多吃些新鲜蔬菜和水果。推荐食品：西红柿、西瓜、甜瓜、水蜜桃、李子、杨梅等，这些都富含维生素C。

眩晕

眩晕是目眩和头晕的总称，以眼花、视物不清和昏暗发黑为眩；以视物旋转，或如天旋地转不能站立为晕，因两者常同时并见，故称眩晕。

中医认为，肝为风木之脏，主动主升。忧郁恼怒，可致肝气不调，气郁化火，肝阳上亢，肝风内动，上扰清窍，发为眩晕。

1.取穴

百会穴、头维穴、中脘穴、内关穴、阴陵泉穴、丰隆穴。

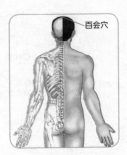
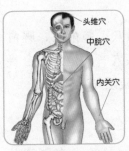
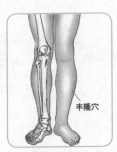

2.刮拭

（1）头部按揉：先按揉头顶百会穴和头维穴，各约3分钟，用力不宜过猛。

（2）腹部刮拭：受术者取俯卧位，施术者向其需要刮拭的部位均匀涂抹刮痧介质，再对中脘穴进行角刮法的刮拭，直至局部出现血点为止。

（3）四肢刮拭：受术者取坐位，施术者向其需要刮拭的部位均匀涂抹刮痧介质，再对内关穴进行角刮法的刮拭，直至局部出现血点为止。上肢刮拭完毕后，再对下肢内侧阴陵泉和外侧丰隆穴进行角刮法的刮拭，直至局部出现血点为止。

小贴士

由于眩晕的原因有很多，故护理的方法也不尽相同，下面将主要的情况列举出来，仅供参考。

1.眩晕者应保持安静，心情愉快，保证充足的睡眠和休息，避免用脑过度，精神紧张等。饮食宜清淡，适当参加体育锻炼。

2.眩晕由颈椎病引起者，睡眠时要选用合适枕头，避免长期低头工作，要注意保暖。

3.眩晕由高血压、动脉硬化引起者，要经常测量血压，保持血压稳定，控制饮食及血脂，饮食宜清淡，情绪要稳定。

4.眩晕由贫血引起者应适当增加营养，可应用食物疗法及辅助药物治疗。

郁证 〇

郁证为情志所伤，气分郁结所致。其表现为抑郁不畅，情绪不宁，精神不振，胸闷胁痛，善太息，不思饮食或易怒善器，以及咽中如有异物梗阻，失眠等各种复杂症状。常因郁怒、思虑、悲哀、忧愁等所伤，导致肝失疏泄，脾失运化，心神失常，脏腑阴阳气血失调而成。

1.取穴

肝俞穴、胆俞穴、肺俞穴、脾俞穴、尺泽穴、内关穴、支沟穴、合谷穴、足三里穴、阳陵泉穴、丰隆穴。

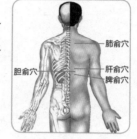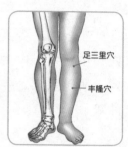

2.刮拭

（1）背部刮拭：受术者取俯卧位，施术者对肝俞穴、胆俞穴、肺俞穴、脾俞穴由上向下、由内向外、左右反复刮拭，刮拭面尽量提长，用力均匀适中，以皮肤潮红、不感疼痛为度。

（2）上肢刮拭：受术者取坐位，施术者向其需要刮拭部位均匀地涂抹刮痧介质，然后按照自上而下的顺序对尺泽穴、内关穴、支沟穴、合谷穴进行刮拭，以皮肤潮红、不感疼痛为度。

（3）下肢刮拭：受术者取坐位，施术者向其需要刮拭部位均匀地涂抹刮痧介质，然后按照自上而下的顺序对足三里穴、阳陵泉穴、丰隆穴进行刮拭，以皮肤潮红、不感疼痛为度。

小贴士

郁证的预防调护：

1.正确对待各种事物，避免忧思郁怒，防止情志内伤，是防治郁证的重要措施；

2.医务人员深入了解病史，详细进行检查，用诚恳、关怀、同情、耐心的态度对待病人，取得患者充分信任；

3.郁证患者，应做好精神治疗的工作，使病人能正确认识和对待疾病，增强治愈疾病的信心，并解除情志致病的原因，以促进郁证的完全治愈。

癔证

癔证一词的原有注释为"心意病也"，也称为歇斯底里，是一种较常见的精神病。目前认为癔证患者多具有易受暗示性，喜夸张，感情用事和高度自我中心等性格特点，常由于精神因素或不良暗示引起发病。

可呈现各种不同的临床症状，如感觉和运动功能有障碍，内脏器官和自主神经功能失调以及精神异常。这类症状无器质性损害的基础，它可因暗示而产生，也可因暗示而改变或消失。

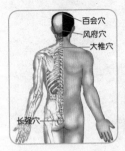 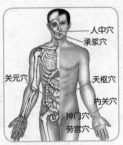 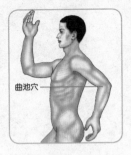 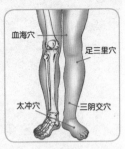

1.取穴

人中穴、承浆穴、神庭穴、百会穴、风府穴、大椎穴、长强穴、天枢穴、关元穴、曲池穴、内关穴、神门穴、劳宫穴、血海穴、足三里穴、三阴交穴、太冲穴。

2.刮拭

（1）头面部刮拭：受术者取坐位，施术者向其需要刮拭部位均匀地涂抹刮痧介质，然后按照自上而下的顺序对百会穴、风府穴、神庭穴、人中穴、承浆穴进行角刮法的刮拭，以皮肤潮红、不感疼痛为度。

（2）背部刮拭：受术者取俯卧位，施术者向其需要刮拭部位均匀地涂抹刮痧介质，然后按照自上而下的顺序对大椎穴、长强穴进行角刮法的刮拭直至局部出现血点。

（3）腹部刮拭：受术者取坐位，施术者向其需要刮拭部位均匀地涂抹刮痧介质，然后按照自上而下的顺序对天枢穴、关元穴进行刮拭，直至局部出现血点。

（4）四肢刮拭：受术者取坐位，施术者向其需要刮拭部位均匀地涂抹刮痧介质，然后按照自上而下的顺序对曲池穴、内关穴、神门穴、劳宫穴进行刮拭，再对血海穴、足三里穴、三阴交穴、太冲穴进行角刮法的刮拭，直至局部出现血点。

小贴士

癔证的预防与保健：

1. 要正确对待癔证患者，癔病是神经症而非精神病，癔证患者并无神经系统的器质性病变，一旦诱因消失，患者会霍然而愈。

2. 要注意缓解紧张情绪，为患者创造一个舒适、轻松的环境，因为紧张情绪是酝酿癔证的温床。

3. 要加强对患者意志品质的训练，注意培养她们开阔的心胸和脚踏实地的务实精神。

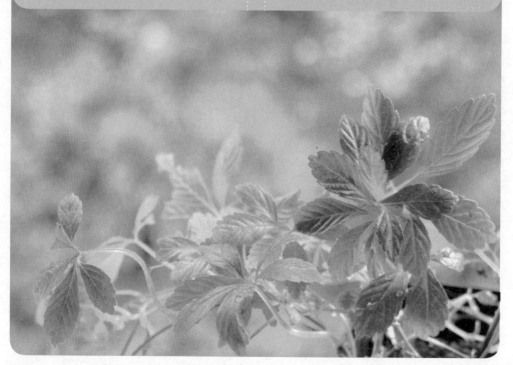

痛风

　　痛风属于关节炎一种。人体内嘌呤物质的新陈代谢发生紊乱，尿酸的合成增加或排出减少，造成高尿酸血症，尿酸以钠盐的形式沉积在关节、软骨和肾脏中，引起组织异物炎性反应，即痛风。

　　痛风多发人体最低部位的关节剧烈疼痛，痛不欲生的"痛"，1~7天左右很快缓解，像"风"一样吹过，所以叫"痛风"。

1.取穴

风府穴、风池穴、天柱穴、肩井穴、肩髎穴、脾俞穴、三焦俞穴、肾俞穴、次髎穴、曲池穴、手三里穴、外关穴、阳池穴、内关穴、神门穴、合谷穴、膝眼穴、悬钟穴、三阴交穴、太冲穴、公孙穴。

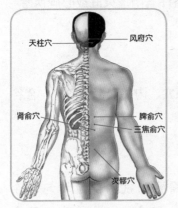
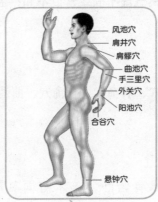
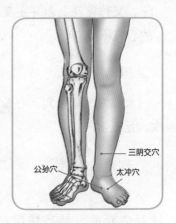

2.刮拭

（1）头部刮拭：受术者取坐位，如果受术者毛发较少，施术者自上而下对风府穴、风池穴、天柱穴进行刮拭，其中风池穴采用竖刮法，而风府穴和天柱穴则采用竖刮法进行刮拭，直至局部出现出血点为止。

（2）背部刮拭：受术者取俯卧位，施术者向其需要刮拭部位均匀地涂抹刮痧介质，然后按照自上而下的顺序对肩井穴、肩髎穴、脾俞穴、三焦俞穴、肾俞穴、次髎穴进行刮拭。其中肩井穴、肩髎穴采用斜刮法进行刮拭，脾俞穴、三焦俞穴、肾俞穴采用平刮法进行刮拭，而次髎穴则采用角刮法进行刮拭，直至出现出血点为止。

（3）四肢刮拭：在进行四肢刮痧的时候，受术者应该按照施术者的要求变换体位和姿势，施术者向其需要刮拭的部位涂抹刮痧介质，然后先对上肢的曲池穴、手三里穴、外关穴、阳池穴、内关穴、神门穴、合谷穴进行刮拭，其中曲池穴、手三里穴采用斜刮法进行刮拭，外关穴采用竖刮法进行刮拭，阳池穴、内关穴、神门穴、合谷穴采用角刮法进行刮拭，直至被刮拭出出血点为止。随后对下肢的膝眼穴、悬钟穴、三阴交穴、太冲穴、公孙穴进行刮拭，其中悬钟穴、三阴交穴采用斜刮法进行刮拭，而膝眼穴、太冲穴、公孙穴则采用角刮法进行刮拭，直至局部出现出血点为止。

自汗、盗汗

自汗、盗汗是由于阴阳失调，腠理不固，而致汗液外泄的病症。不因外界环境影响，日间时时汗出，活动益甚者为自汗；睡时汗出，醒时汗止者为盗汗，又称寝汗。自汗主要属气虚不固或营卫不和；盗汗属阴虚火旺或心脾两亏的心液不藏。

1.取穴

大椎穴、肺俞穴、心俞穴、脾俞穴、肾俞穴、曲池穴、内关穴、神门穴、合谷穴、足三里穴。

2.刮拭

（1）背部刮拭：受术者俯卧，施术者向其需要刮拭的部位均匀地涂抹刮痧介质，然后按照自上而下的顺序对大椎穴、肺俞穴、心俞穴、脾俞穴、肾俞穴进行角刮法的刮拭，刮拭面尽量拉长，用力均匀适中，以皮肤潮红、不感疼痛为度。

（2）上肢刮拭：受术者取坐位，施术者向其需要刮拭的部位均匀地涂抹刮痧介质，然后按照自上而下的顺序对曲池穴、内关穴、神门穴、合谷穴进行角刮法的刮拭，刮拭面尽量拉长，用力均匀适中，以皮肤潮红、不感疼痛为度。

（3）下肢刮拭：受术者取坐位，施术者向其需要刮拭的部位均匀地涂抹刮痧介质，然后按照自上而下的顺序对足三里穴进行角刮法的刮拭，直至局部出血。

----------------------------- 小贴士 -----------------------------

1.在药物治疗的同时，应加强必要的体育锻炼，养成有规律的生活习惯，注意劳逸结合。

2.在饮食方面，要摸索出与自己病症有利或有弊的饮食宜忌规律，进行最适合自己的食疗调养。

3.在条件允许时，适当调节一下居住环境的温度与湿度，如阴虚血热者的居住环境就应稍偏凉一些等。

4.重症盗汗且长期卧床的病人，家属应特别注意加强护理，避免发生褥疮。

神经衰弱

神经衰弱涉及祖国医学的"不寐""心悸""郁证""虚损""遗精""阳痿"等病症，是大脑皮质兴奋与抑制平衡失调引起的一种功能性疾病。临床所见，大致属功能减退一类病变反应，其证多虚。

中医认为，人的意识、思维、情志活动，皆属心肝所主，所以神经衰弱一症离不开心肝功能活动的衰退或亢进，多与脾肾有关。所以本病之起，多因思虑过度，劳伤心脾，使肾气亏损，情志不舒，肝气郁滞，肝肾阴虚，虚火上炎，房事不节，肾气不宁，脏腑失调，阳不交阴所致。

本病症状繁多，临床表现极为复杂，一般常见的有头痛、头晕，耳鸣眼花，疲劳气短，消化不良，失眠多梦，心悸健忘，焦虑不安，遗精阳痿，或月经不调以及一些不明的症状。

1.取穴

印堂穴、风池穴、心俞穴、脾俞穴、内关穴、神门穴、合谷穴、足三里穴、三阴交穴、太冲穴。

2.刮拭

（1）头部刮拭：受术者取坐位，如果受术者毛发较少，施术者向需要刮拭的部位均匀地涂抹刮痧介质，以红花油最为合适。然后按照自上而下的顺序对印堂穴和风池穴进行竖刮法的刮拭，直至局部出现酸胀或者出现出血点为止。

（2）背部刮拭：受术者取俯卧位，施术者向其需要刮拭的部位均匀地涂抹刮痧介质，然后按照自上而下的顺序对心俞穴和脾俞穴进行斜刮法的刮拭，直至局部出现痧痕为止。

（3）四肢刮拭：受术者应该根据施术者在刮拭时的要求进行体位的变换，施术者向需要刮拭的部位均匀地涂抹刮痧介质，然后按照自上而下的顺序先对上肢内关穴、神门穴、合谷穴进行角刮法的刮拭，直至出现痧痕为止。再对下肢的足三里穴、三阴交穴、太冲穴进行刮痧。其中，足三里穴用斜刮法进行刮拭，而三阴交穴和太冲穴则要采用角刮法进行刮拭，直至局部出现痧痕为止。

小贴士

学会自我调节，加强自身修养，以适当方式宣泄自己内心的不快和抑郁，以解除心理压抑和精神紧张。

老年性痴呆

　　老年性痴呆是一种慢性进行性、退行性疾病，以痴呆为主要表现，病理改变以大脑萎缩和变性为主。早期症状为人格改变，患者变得主观、任性、固执、自私狭隘、不喜与人交往、对家人缺乏感情、情绪不稳、缺乏羞耻及道德感等。另一重要症状是记忆力，尤其是近记忆力减退。可能与用脑过度、外伤、年轻时不良嗜好有关。

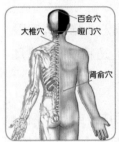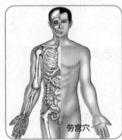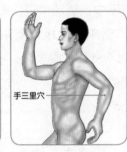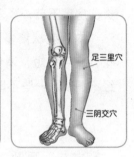

1.取穴

　　百会穴、哑门穴、大椎穴、肾俞穴、手三里穴、劳宫穴、足三里穴、三阴交穴、涌泉穴、夹脊穴。

2.刮拭

　　（1）头部刮拭：受术者取坐位，施术者先在需要刮拭的部位均匀地涂抹刮痧介质，然后对百会穴、哑门穴进行角刮法的刮拭，用力均匀适中，以皮肤潮红、不感疼痛为度。

　　（2）背部刮拭：受术者取俯卧位，施术者先在需要刮拭的部位均匀地涂抹刮痧介质，然后对大椎穴、肾俞穴、脊柱部的华佗夹脊穴进行角刮法的刮拭，刮拭面尽量拉长，用力均匀适中，以皮肤潮红、不感疼痛为度。

　　（3）上肢刮拭：受术者取坐位，施术者先在需要刮拭的部位均匀地涂抹刮痧介质，然后对手三里穴、劳宫穴进行角刮法的刮拭，直至局部出现出血点为止。

　　（4）下肢刮拭：受术者取坐位，施术者先在需要刮拭的部位均匀地涂抹刮痧介质，然后对足三里穴、三阴交穴、涌泉穴进行角刮法的刮拭，直至局部出现出血点为止。

1.痴呆老人常忘记吃药、吃错药，或忘了已经服过药又过量服用，所以老人服药时必须有人在旁陪伴，帮助病人将药全部服下，以免遗忘或错服。

2.痴呆患者服药后常不能诉说其不适，家属要细心观察患者有何不良反应，及时调整给药方案。

三叉神经痛

三叉神经痛有时也被称为"脸痛"，容易与牙痛混淆。是一种发生在面部三叉神经分布区内反复发作的阵发性剧烈神经痛，三叉神经痛是神经外科、神经内科常见病之一。多数三叉神经痛于40岁起病，多发生于中老年人，女性尤多，其发病右侧多于左侧。该病的特点是：在头面部三叉神经分布区域内，发生骤发骤停的闪电样、刀割样、烧灼样的顽固性、难以忍受的剧烈性疼痛。

1.取穴

阳白穴、攒竹穴、太阳穴、颊车穴、四白穴、巨髎穴、下关穴、承浆穴、大迎穴、合谷穴、侠溪穴。

2.刮拭

（1）面部刮拭：受术者仰卧，然后对阳白穴、攒竹穴、太阳穴、颊车穴、四白穴、巨髎穴、下关穴、承浆穴、大迎穴进行刮拭，其中除了阳白穴采用平刮法进行刮拭外，其他几个穴位均用角刮法进行刮拭，直至出现出血点或者有酸胀感为止。

（2）四肢刮拭：在进行四肢刮痧的时候，受术者仰卧，施术者向需要刮拭的部位均匀地涂抹刮痧介质，然后先对上肢的合谷穴进行角刮法的刮拭，然后再对下肢的侠溪穴进行角刮法的刮拭，直至局部出现出血点为止。

1.饮食要有规律，宜选择质软、易嚼食物。

2.吃饭，漱口，说话，刷牙，洗脸动作宜轻柔。

3.注意头、面部保暖，避免局部受冻、受潮，不用太冷、太热的水洗面；平时应保持情绪稳定，不宜激动，不宜疲劳熬夜，保持充足睡眠。

肋间神经痛 〇

肋间神经痛是一组症状，指胸神经根（即肋间神经）由于不同原因的损害，如胸椎退变、胸椎结核、胸椎损伤、胸椎硬脊膜炎、肿瘤、强直性脊柱炎等疾病或肋骨、纵隔、胸膜病变等，受到压迫、刺激，出现炎性反应，而出现以胸部肋间或腹部呈带状疼痛的综合征。

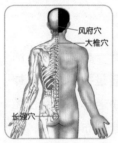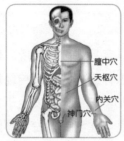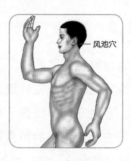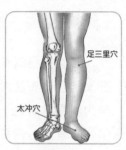

1.取穴

风府穴、风池穴、大椎穴、长强穴、膻中穴、天枢穴、尺泽穴、内关穴、神门穴、鱼际穴、外关穴、合谷穴、阳陵泉穴、足三里穴、太冲穴。

2.刮拭

（1）头背部刮拭：受术者取俯位，如果受术者发量较少，施术者站在其身旁，先向需要刮拭的部位均匀地涂抹刮痧介质，然后对风府穴、风池穴进行角刮法的刮拭，再按照自上而下的顺序，对大椎穴、长强穴进行角刮法的刮拭，直至所刮拭的部位出现出血点为止。

（2）胸腹部刮拭：受术者取仰卧位，施术者站在其身旁，先向需要刮拭的部位均匀地涂抹刮痧介质，然后按照自上而下的顺序，对膻中穴、天枢穴进行角刮法的刮拭，直至所刮拭的部位出现出血点为止。

（3）手臂刮拭：受术者取坐位，施术者站在其身旁，先向需要刮拭的部位均匀地涂抹刮痧介质，然后按照自上而下的顺序，对尺泽穴、内关穴、神门穴、鱼际穴、外关穴、合谷穴进行角刮法的刮拭，直至所刮拭的部位出现出血点为止。

（4）下肢刮拭：受术者取坐位，施术者站在其身旁，先向需要刮拭的部位均匀地涂抹刮痧介质，然后按照自上而下的顺序，对阳陵泉穴、足三里穴、太冲穴进行角刮法的刮拭，直至所刮拭的部位出现出血点为止。

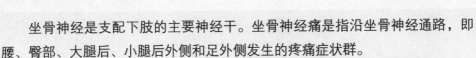
坐骨神经痛

坐骨神经是支配下肢的主要神经干。坐骨神经痛是指沿坐骨神经通路，即腰、臀部、大腿后、小腿后外侧和足外侧发生的疼痛症状群。

坐骨神经痛属于腰腿痛的范畴，有部分是由腰椎突出压迫坐骨神经所致。

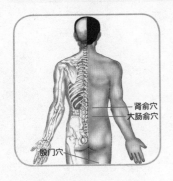
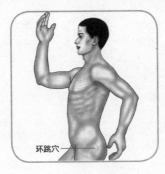
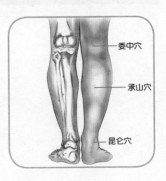

1.取穴

肾俞穴、大肠俞穴、环跳穴、殷门穴、委中穴、承山穴、昆仑穴。

2.刮拭

（1）腰背部刮拭：受术者取俯卧位，施术者站在其身旁，先向需要刮拭的部位均匀地涂抹刮痧介质，然后按照自上而下的顺序对肾俞穴、大肠俞穴进行角刮法的刮拭，直至所刮拭的部位出现出血点为止。

（2）下肢刮拭：受术者取坐位，施术者站在其一旁，向需要刮拭的部位均匀地涂抹刮痧介质，然后按照自上而下的顺序对环跳穴、殷门穴、委中穴、承山穴、昆仑穴进行刮拭，其中环跳穴和殷门穴采用角刮法进行刮拭，委中穴和昆仑穴采用斜刮法进行刮拭，而承山穴则采用平刮法进行刮拭，直至局部出现出血点为止。

------------------------------ 小贴士 ------------------------------

坐骨神经痛的日常注意事项：

1.防止风寒湿邪侵袭；

2.防止细菌及病毒感染；

3.注意饮食起居调养，注意锻炼身体。要做到饮食有节，起居有常，戒烟限酒，增强体质，避免或减少感染发病机会；

4.坐骨神经痛与站姿、坐姿、睡姿关系密切。

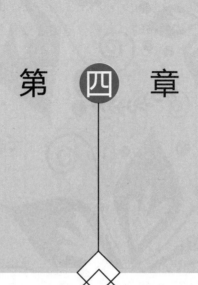

第 四 章

外科疾病的刮痧疗法

WAI KE JI BING DE GUA SHA LIAO FA

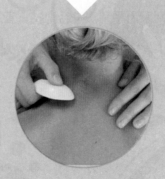

颈椎病

颈椎病又称颈椎综合征，是颈椎骨关节炎，增生性颈椎炎、颈神经根综合征、颈椎间盘脱出症的总称。是一种退行性病理改变为基础的疾患。主要由于颈椎长期劳损、骨质增生，或椎间盘脱出、韧带增厚，致使颈椎脊髓、神经根或椎动脉受压，导致一系列功能障碍的临床综合征。

1.取穴

风池穴、天柱穴、肩井穴、大椎穴、天宗穴、大杼穴、曲池穴、列缺穴、合谷穴。

2.刮拭

（1）背部刮拭：受术者取坐位，施术者站在其一侧，在需要刮拭的部位均匀地涂抹刮痧介质，然后对风池穴、天柱穴、肩井穴、大椎穴、天宗穴、大杼穴各穴进行刮拭，其中风池穴、天柱穴、大椎穴、大杼穴以角刮法进行刮拭，肩井穴用斜刮法进行刮拭，天宗穴用平刮法进行刮拭，直至被刮拭部位出现痧痕为止。

（2）上肢刮拭：受术者取坐位，施术者站在其一侧，向需要刮拭的部位均匀地涂抹刮痧介质，然后按照自上而下的顺序对曲池穴、列缺穴、合谷穴进行刮拭，其中列缺穴和合谷穴采用角刮法进行刮拭，而曲池穴则用斜刮法进行刮拭，直至被刮拭部位出现痧痕为止。

小贴士

1.注意适当休息，避免睡眠不足。睡眠不足、工作过度紧张及长时间持续保持固定姿势等，将导致神经肌肉的过度紧张，强化颈椎病症状。

2.改变用枕习惯，正确使用镇痛安眠枕，这无论对颈椎病的预防还是治疗都具有非常重要的意义。

3.积极锻炼，特别是颈肩背部肌肉的锻炼。正确的锻炼可以强化肌肉力量，强化正常的颈椎生理曲度、增加颈椎生物力学结构的稳定性，同时促进血液淋巴的循环，有利于颈椎病的恢复。

4.可使用热敷，对于缓解局部神经肌肉紧张有一定作用。

肩周炎

肩周炎是以肩关节疼痛和活动不便为主要症状的常见病症。本病的好发年龄在50岁左右，女性发病率略高于男性，多见于体力劳动者。如得不到有效的治疗，有可能严重影响肩关节的功能活动。本病早期肩关节呈阵发性疼痛，常因天气变化及劳累而诱发，以后逐渐发展为持续性疼痛，并逐渐加重，昼轻夜重，肩关节向各个方向的主动和被动活动均受限。肩部受到牵拉时，可引起剧烈疼痛。肩关节可有广泛压痛，并向颈部及肘部放射，还可出现不同程度的三角肌萎缩。

1.取穴

肩井穴、肩髃穴、天宗穴、肩贞穴、缺盆穴、中府穴、尺泽穴、曲池穴、外关穴。

2.刮拭

（1）肩背部刮拭：受术者取坐位，施术者在需要刮拭的部位均匀地涂抹刮痧介质，然后用刮痧板按照自上而下的顺序对肩井穴、肩髃穴、天宗穴、肩贞穴进行刮拭。直至局部出现痧痕为止。

（2）胸部刮拭：受术者取仰卧位，施术者向其需要刮拭的部位均匀地涂抹刮痧介质，然后按照自上而下的顺序对缺盆穴和中府穴用平刮法进行刮拭，直至局部出现痧痕为止。

（3）上肢刮拭：受术者取坐位，施术者站在其一侧，向需要刮拭的部位均匀地涂抹刮痧介质，然后按照自上而下的顺序对尺泽穴、曲池穴、外关穴用斜刮法进行刮拭，直至出现痧痕为止。穴位刮痧后，还要对有疼痛感的部位进行刮拭。

小贴士

1.掌握正确的坐姿和手部姿势。大腿与腰，大腿与小腿应保持90度弯曲；上臂和前臂弯曲的弧度要保持在70~135度；手腕和前臂呈一条直线，避免工作时手腕过度弯曲紧张。

2.尽量避免长时间操作电脑。如果你的工作离不开电脑，那么要做到每小时休息5到10分钟，活动一下颈肩部和手腕。

3.不要让手臂悬空。有条件的话，使用手臂支撑架，可以放松肩膀的肌肉。

4.多做颈肩部活动。

落枕

落枕或称"失枕"，是一种常见病，好发于青壮年，以冬春季多见。落枕的常见发病经过是入睡前并无任何症状，晨起后却感到项背部明显酸痛，颈部活动受限。这说明病起于睡眠之后，与睡枕及睡眠姿势有密切关系。

中医认为，落枕是由于风寒湿邪侵袭，使肌肉气血凝滞、经脉痹阻。

1. 取穴

风池穴、肩井穴、大椎穴、外关穴、悬钟穴、足临泣穴。

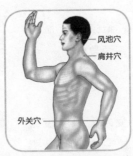
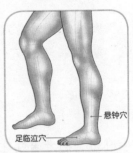

2. 刮拭

（1）肩颈部刮拭：受术者取坐位，施术者站在其一侧，在需要刮拭的部位均匀地涂抹刮痧介质，然后按照自上而下的顺序对风池穴和肩井穴采用斜刮法进行刮拭，而大椎穴则应该采用角刮法，直至肩颈部被刮拭出痧痕为止。

（2）四肢刮拭：受术者取坐位，施术者站在其一侧，向需要刮拭的部位均匀地涂抹刮痧介质，然后先用斜刮法刮拭上肢的外关穴，直至出现痧痕为止，上肢刮拭完毕之后，再对下肢的悬钟穴和足临泣穴进行斜刮法刮拭，直至出现痧痕为止。

小贴士

1. 要选择有益于健康的枕头，用枕不当是落枕发生的原因之一。

2. 要注意避免不良的睡眠姿势，如俯卧把头颈弯向一侧；在极度疲劳时还没有卧正位置就熟睡过去；头颈部位置不正，过度屈曲或伸展等。

3. 要注意避免受凉、吹风和淋雨，晚上睡觉时一定要盖好被子，尤其是两边肩颈部被子要塞紧，或是用毛衣围好两边，以免熟睡时受凉使风寒邪气侵袭颈肩部引起气血瘀滞、脉络受损而发病。

4. 要注意饮食平衡，荤素合理搭配，多摄入富含维生素、微量元素、钙的食品，如新鲜的蔬菜、水果、奶制品及豆制品等。

5. 要经常适量运动，尤其是颈椎的活动操，如做"米"字操，这是一种操作简便的颈部保健操。

岔气 ○

岔气，又称运动岔气或运动急性胸肋痛，指的是体育运动，特别是跑步中，胸肋部产生的疼痛。岔气多发生在右下肋部，在运动停止后会自然消失。腹部按摩、缓慢深呼吸或腹式呼吸能加速其缓解。

1.取穴

大椎穴、肾俞穴、长强穴、膻中穴、期门穴、章门穴、阳陵泉穴。

2.刮拭

（1）背部刮拭：受术者取坐位或俯卧位，施术者站在其一侧，并向需要刮拭的部位均匀地涂抹刮痧介质，然后用刮痧板对大椎穴、肾俞穴、长强穴进行斜刮法的刮拭，直至局部出现出血点为止。

（2）胸部刮拭：受术者取坐位或俯卧位，施术者站在其一侧，并向需要刮拭的部位均匀地涂抹刮痧介质，然后用刮痧板对膻中穴、期门穴、章门穴进行角刮法的刮拭，直至局部出现出血点为止。

（3）下肢刮拭：受术者取坐位，施术者站在其一侧，并向需要刮拭的部位均匀地涂抹刮痧介质，然后用刮痧板对阳陵泉穴进行角刮法的刮拭，直至局部出现出血点为止。

小贴士

制止和预防岔气的方法有：

1.改变表浅呼吸，加深呼吸，吸气慢而深，用力向外呼气，这样可以吸进大量空气，满足运动时氧的需要，使呼吸肌放松下来，消除疼痛；

2.调整呼吸节奏，把呼吸节奏与跑步频率配合起来，做到二步一呼一吸或三步一呼一吸；

3.若用以上办法疼痛还不能消除，可以深呼吸后憋气，用力扣打胸腔两侧或肋下疼痛处，然后慢慢地深吸几口气，重复几次可使呼吸肌逐渐放松，痉挛缓解；

4.剧烈活动之前，做好准备活动，使呼吸肌逐渐适应较快频率的收缩，不致引起痉挛；

5.冬天锻炼尽量用鼻子呼吸，若用口呼吸时，要半张口，让冷空气从牙缝中进入口腔，防止冷空气过分刺激。

痔疮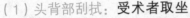

痔疮发作时，多有肛门坠痛或痔核红肿剧痛的表现，或便时出血，兼有唇干咽燥等热象。本病病因多为素积湿热嗜食辛辣之品，或过饮酒浆而致湿热内蕴。

1.取穴

百会穴、风府穴、长强穴、承山穴。

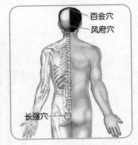
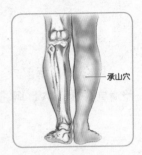

2.刮拭

（1）头背部刮拭：受术者取坐位，施术者站在其一侧，然后对百会穴、风府穴进行角刮法的刮拭。再对长强穴进行平刮法的刮拭，直至局部出现出血点为止。

（2）下肢刮拭：受术者取坐位，施术者站在其一侧，并向需要刮拭的部位均匀地涂抹刮痧介质，然后对承山穴进行角刮法的刮拭，直至局部出现出血点为止。

小贴士

痔疮患者饮食注意事项：

1. 宜常取食易于消化、质地较软的食物；

2. 力求大便通畅，宜食用富含纤维素的食物，如新鲜蔬菜、水果、银耳、海带等；

3. 宜摄取具有润肠作用的食物，如梨、香蕉、菠菜、蜂蜜、芝麻油及其他植物油、动物油；

4. 宜选用质地偏凉的食物，如黄瓜、苦瓜、冬瓜、西瓜、藕、笋、芹菜、菠菜、莴苣、茭白、蕹菜、茄子、丝瓜、蘑菇、鸭蛋、鸭肉等，以免加重湿热而导致便血；

5. 久治不愈、长期出血、体虚者，宜适当食用滋补性食品。

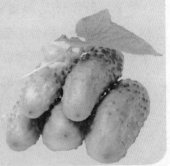

足跟痛

足跟痛多发于中老年人，轻者走路、久站才出现疼痛；重者足跟肿胀，不能站立或行走，平卧时亦有持续酸胀或针刺、灼热样疼痛，疼痛甚至涉及小腿后侧。

1.取穴

昆仑穴、解溪穴、申脉穴、照海穴、太溪穴、阿是穴。

2.刮拭

（1）足部刮拭：受术者取俯卧位，施术者向其需要刮拭的

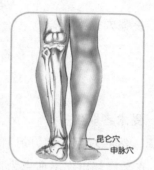
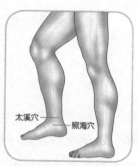

部位均匀涂抹刮痧介质，再对照海穴进行角刮法的刮拭，直至局部出现血点为止，再对昆仑穴、解溪穴、太溪穴、申脉穴进行角刮法的刮拭，直至局部出现血点为止，最后，对阿是穴进行角刮法的刮拭，直至局部出现血点为止。

小贴士

1. 青少年跟骨骨骺炎多数由于跟骨外伤，长期跑跳引起，因而在此期患者，跟骨骨骺正在发育阶段应避免跑跳，尤其是高处跳下。在症状早期应注意此点。

2. 老年性足跟痛多由于劳损，跖腱膜炎，跟骨结节滑囊炎，脂肪垫变性引起。患者应避免长期站立，长期行走。抬高足跟可以减轻足跟负荷。穿软底鞋、后跟部垫一软的圆垫，圆垫中央凹陷，高度2～3厘米，这样可使全身重心前移，减少足跟部受压，体重过重者应减肥治疗。

3. 平足症引起足跟痛是由于足弓减少或消失，足跟骨向前倾倒，则在长期行走时疼痛出现，故应在足底中央垫一软垫，软垫高度2～3厘米，并使内侧高外侧低，中央高前后侧逐渐变平，呈斜坡状。

4. 类风湿性跟骨炎，应用药控制类风湿，并在鞋内垫软垫。

尾骨痛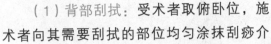

尾骨痛，从广义上来讲，是临床上各种原因如尾骨或骶尾关节的损伤、感染、肿瘤、分娩后、肛门直肠术后、妇科手术以及尾骨周围部位自发性疼痛的综合征。

1.取穴

长强穴、委中穴、承山穴。

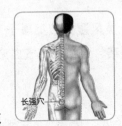 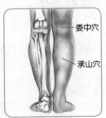

2.刮拭

（1）背部刮拭：受术者取俯卧位，施术者向其需要刮拭的部位均匀涂抹刮痧介质，再对长强穴进行角刮法的刮拭，直至局部出现血点为止。

（2）下肢刮拭：受术者取俯卧位，施术者向其需要刮拭的部位均匀涂抹刮痧介质，再对委中穴、承山穴进行角刮法的刮拭，直至局部出现血点为止。

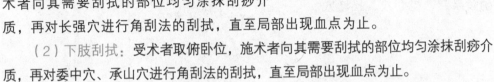 小贴士

尾骨痛的调理：

1.电疗、按摩、适当的运动都会有帮助；

2.局部注射止痛剂；

3.需要有适当的坐垫，质料要适中，不能太硬或太软；

4.如果尾骨折断就要动手术，但因为剧烈疼痛而需切除尾骨之情况甚少出现。

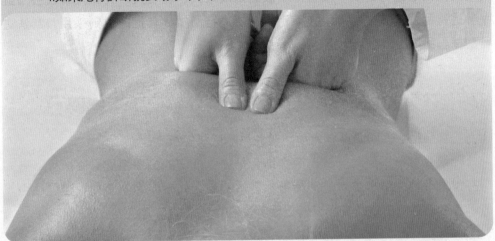

类风湿关节炎

类风湿关节炎，是一种慢性全身性疾病，在发病初期，表现为关节疼痛、肿胀、运动不利等症状；晚期时则会导致关节僵硬、关节变形、关节功能丧失。一般病变都是先从小关节开始的，起初只有红肿热痛的现象，慢慢演变成运动困难。

中医认为，类风湿关节炎属于"痹证"范畴，病因通常包括素体虚弱、感染风寒、湿邪侵袭、经络关节气血瘀滞等。

1.取穴

曲池穴、外关穴、阳溪穴、阴陵泉穴、昆仑穴、丘墟穴。

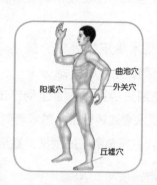
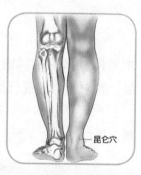

2.刮拭

（1）肩背部刮拭：受术者取坐位，施术者站在其一侧，在需要刮拭的部位均匀地涂抹刮痧介质，然后按照自上而下的顺序对督脉用平刮法进行刮拭，直至出现出血点为止。

（2）四肢刮拭：受术者取坐位，施术者则站在其一侧，向需要刮拭的部位均匀地涂抹刮痧介质，然后按照自上而下的顺序先对上肢的曲池穴、外关穴、阳溪穴三个穴位进行刮拭，其中曲池穴和外关穴进行斜刮法的刮拭，而阳溪穴则采用角刮法进行刮拭。接着对下肢的阴陵泉穴、昆仑穴、丘墟穴以及各个趾关节进行刮拭，其中阴陵泉穴采用斜刮法进行刮拭，其他穴位则采用角刮法进行刮拭。刮拭出出血点为止。

> ### 小贴士
>
> 加强锻炼，增强身体素质。避免风寒湿邪侵袭。
>
> 饮食有节、起居有常、劳逸结合是强身保健的主要措施。临床上，有些类风湿性关节炎患者的病情虽然基本控制，处于疾病恢复期，但往往由于劳累而重新加重或复发，所以要劳逸结合，活动与休息要适度。

腰肌劳损

　　腰肌劳损是一种常见的腰部疾病，腰肌劳损是指腰部一侧、两侧或正中等处发生疼痛之症，既是多种疾病的一个症状，又可作为独立的疾病。

　　其主要症状为腰或腰骶部疼痛，反复发作，疼痛可随气候变化或劳累程度而变化，时轻时重，缠绵不愈。腰部可有广泛压痛，脊椎活动多无异常。急性发作时，各种症状均明显加重，并可有肌肉痉挛，脊椎侧弯和功能活动受限。

1.取穴

　　志室穴、肾俞穴、大肠俞穴、腰阳关穴、殷门穴、委中穴、阳陵泉穴、承山穴、昆仑穴。

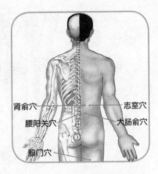
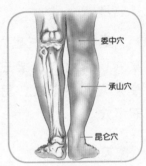

2.刮拭

　　（1）腰背部刮拭：受术者取坐位，施术者站在其一侧，向需要刮拭的部位均匀地涂抹刮痧介质，然后按照从上到下的顺序对志室穴、肾俞穴、大肠俞穴、腰阳关穴进行平刮法的刮拭，直至局部出现出血点为止。

　　（2）下肢刮拭：受术者取坐位，施术者站在其一侧，将刮痧介质均匀地涂抹于需要刮拭的部位，然后自上而下的对殷门穴、委中穴、阳陵泉穴、承山穴、昆仑穴这些穴位进行刮拭。其中，殷门穴用平刮法进行刮拭，昆仑穴用角刮法进行刮拭，而委中穴、阳陵泉穴以及承山穴则采用斜刮法进行刮拭，直至局部出现出血点为止。

------------------------------ 小贴士 ------------------------------

　　1.避免寒湿、湿热侵袭，改善阴冷潮湿的生活、工作环境，勿坐卧湿地，勿冒雨涉水，劳作汗出后及时擦拭身体，更换衣服，或饮姜汤水驱散风寒。

　　2.腰部用力应适当，不可强力举重，不可负重久行，坐、卧、行走保持正确姿势，若需作腰部用力或弯曲的工作时，应定时做松弛腰部肌肉的体操。

　　3.注意避免跌、仆、闪、挫。

　　4.劳逸适度，节制房事，勿使肾精亏损，肾阳虚败。

　　5.体虚者，可适当食用、服用补肾的食品和药物。

膝关节疼痛

　　膝关节疼痛是下肢膝关节部位出现疼痛感，表现为膝关节痛、膝关节乏力、运动时疼痛感明显，有些患者的疼痛感还会牵连到小腿、踝关节等部位，并使关节活动受到限制。

　　中医认为，膝关节疼痛多发于中老年人，诱发原因有肝肾阳气亏缺、风寒湿邪侵袭、关节气血阻滞等。

1.取穴

　　委中穴、足三里穴、阴陵泉穴、承山穴、梁丘穴、阳陵泉穴、膝眼穴、厉兑穴、解溪穴。

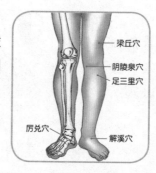

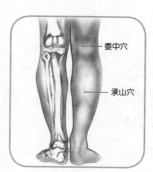

2.刮拭

　　下肢刮拭：受术者应该听从施术者的嘱咐在刮痧中变化体位。施术者在施术前向受术者关节的周围部位均匀地涂抹刮痧介质，然后用拇指将各个穴位揉至出现酸胀的感觉，再用刮痧板进行刮拭。其中，委中穴、足三里穴、阴陵泉穴这三个穴位要用斜刮法进行刮拭；承山穴、梁丘穴这两个穴位要采用平刮法进行刮拭；而阳陵泉穴、膝眼穴、厉兑穴以及解溪穴这几个穴位，要采用角刮法进行刮拭，直至被刮拭的局部出现出血点为止。

小贴士

　　1.居住的房屋要通风、向阳，保持空气新鲜。不要在水泥地板及风口处睡卧。

　　2.洗澡宜用温水，睡前洗脚，最好将双足浸入中药洗方汤药中，不但可以促使下肢血流通畅，还可以消肿痛，除风湿。

　　3.急性期或急性发作期，有明显的红、肿、热、痛者，要卧床休息2~3周。

　　4.患者出汗较多时，须用干毛巾及时擦干，衣服汗湿后应及时更换，避免风、寒、湿邪侵体。

　　5.注意保暖，避免受风、受潮、过度劳累及精神刺激，预防感冒，以减少外界因素对疾病的影响。

踝关节扭伤

在外力作用下，关节骤然向一侧活动超过其正常活动度时，引起关节周围软组织如关节囊、韧带、肌腱等发生撕裂伤，称为关节扭伤。轻者仅有部分韧带纤维撕裂、重者可使韧带完全断裂或韧带及关节囊附着处的骨质撕脱，甚至发生关节脱位。

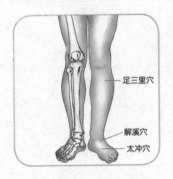 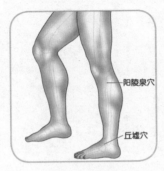 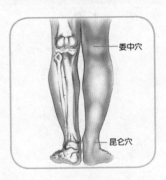

1.取穴

长强穴、委中穴、足三里穴、阳陵泉穴、解溪穴、昆仑穴、丘墟穴、太冲穴。

2.刮拭

（1）背部刮拭：受术者取坐位，施术者站其一旁，向其需要刮拭的部位均匀地涂抹刮痧介质，再对长强穴进行角刮法的刮拭，直至出现血点或有酸胀感为止。

（2）下肢刮拭：受术者取坐位，施术者站其一旁，向其需要刮拭的部位均匀地涂抹刮痧介质，然后按照自上而下的顺序对委中穴、足三里穴、阳陵泉穴、解溪穴、昆仑穴、丘墟穴、太冲穴进行角刮法的刮拭，直至出现血点或有酸胀感为止。

小贴士

小偏方治踝关节扭伤：

1. 羌活6克，防风9克，荆芥6克，独活9克，当归12克，续断12克，青皮5克，牛膝9克，五加皮9克，杜仲9克，红花6克，枳壳6克。水煎服，每日1剂。

2. 大黄2份，侧柏叶2份，泽兰1份，黄柏1份，防风1份，乳香1份。共研细末，用水、蜜糖调煮，外敷患处。

防风

腕关节扭伤

腕关节扭伤是指外力使桡腕关节活动超出正常范围，导致相应的腕部韧带筋膜等组织损伤，以在相应或相反的受力部位发生肿胀，腕部酸痛无力，局部有压痛、肿胀，腕关节的功能活动受到限制为主要表现的疾病。

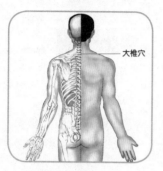 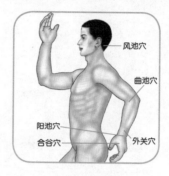 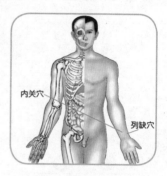

1.取穴

风池穴、大椎穴、曲池穴、外关穴、阳池穴、内关穴、列缺穴、合谷穴。

2.刮拭

（1）头背部刮拭：受术者取坐位，如果受术者毛发较少，施术者可以向其需要刮拭的部位，均匀地涂抹介质，然后对风池穴进行角刮法的刮拭，再对大椎穴进行角刮法的刮拭，直至局部出现出血点为止。

（2）下肢刮拭：受术者取坐位，施术者站在其一侧，先在需要刮拭部位均匀地涂抹红花油，然后对曲池穴、外关穴、阳池穴、内关穴、列缺穴、合谷穴进行角刮法的刮拭，直至局部出现出血点为止。

> ### 小贴士
>
> 腕关节扭伤应直接使用中药接骨散外敷治疗，它局部给药，使药能快速渗透到损伤的部位，快速止痛消肿，活血化瘀，接骨续筋，达到治疗目的，而且安全可靠，有条件的理应首选。新伤2~3天止痛消肿,3~6天治愈。3个月以内的伤一般2~3副药就治愈了，严重的需要3~4副药，陈伤需要3~6副药。软组织损伤应及时治疗，以免发生神经粘连、肌肉萎缩等其他后遗症和并发症。

第 五 章

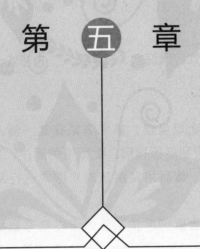

妇科疾病的刮痧疗法

FU KE JI BING DE GUA SHA LIAO FA

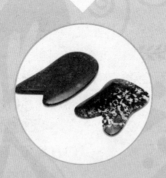

月经不调

月经不调是月经不正常的总称，它主要指月经周期异常和经血量的异常或两者兼而有之。周期异常又分为提前(如20天出血1次)或拖后(几个月1次)甚或完全没有规律。经血量的异常表现为出血过多、过少或时多时少伴周期紊乱。

1.取穴

肝俞穴、脾俞穴、次髎穴、气海穴、三阴交穴、太冲穴、隐白穴、大敦穴。

2.刮拭

（1）背部刮拭：受术者取坐位，施术者站在其一侧，先在需要刮拭部位均匀地涂抹红花油，然后用刮痧板按照自上而下的顺序，采用平刮法对背部的肝俞穴、脾俞穴进行刮拭，然后用角刮法对次髎穴进行刮拭，每个部位刮拭10～20次。

（2）腹部刮拭：受术者取仰卧位，施术者在需要刮拭的部位均匀地涂抹红花油作为刮痧介质，然后以平面按揉的方式对腹部的气海穴进行刮拭，需刮10～20次。

（3）下肢刮拭：受术者取坐位，施术者先向被刮拭部位均匀地涂抹红花油，然后用斜刮法对三阴交穴和太冲穴进行刮拭。腿部的穴位刮拭完毕后，再对足部进行刮痧，主要是用点揉式刮拭隐白穴和大敦穴。下肢的每个穴位刮拭10～20次。

-------------------- 小贴士 --------------------

1.尽量使你的生活有规律。熬夜、过度劳累、生活不规律都会导致月经不调。

2.防止受寒。一定要注意经期勿冒雨涉水，无论何时都要避免使小腹受寒。

3.补充足够的铁质，以免发生缺铁性贫血。多吃乌骨鸡、羊肉、鱼子、青虾、对虾、猪羊肾脏、淡菜、黑豆、海参、胡桃仁等滋补性的食物。

4.调整自己的心态。如果你的月经不调是由于受挫折、压力大而造成的，那么你必须调整好自己的心态。

月经后期 ○

月经后期系由营血亏损、阳虚、寒凝、气滞导致月经延后7日以上，甚或40～50日一行，且连续两个月经周期以上的月经病。

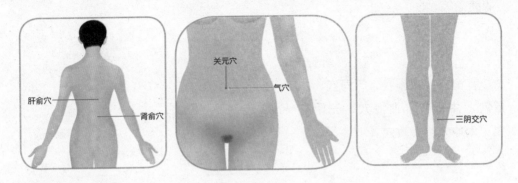

1.取穴

肝俞穴、肾俞穴、关元穴、气穴、三阴交穴。

2.刮拭

（1）背部刮拭：受术者取俯卧位，施术者向其需要刮拭的部位均匀涂抹刮痧介质，再对肝俞穴、肾俞穴进行平刮法的刮拭，直至局部出现血点为止。

（2）腹部刮拭：受术者取仰卧位，施术者向其需要刮拭的部位均匀涂抹刮痧介质，再对关元穴、气穴进行竖刮法的刮拭，直至局部出现血点为止。

（3）下肢刮拭：受术者取坐位，施术者向其需要刮拭的部位均匀涂抹刮痧介质，再对三阴交穴进行竖刮法的刮拭，直至局部出现血点为止。

---------------------- 小贴士 ----------------------

月经后期的食疗小偏方：

1. 黑豆60克，鸡蛋2枚，米酒120克。将黑豆、鸡蛋用文火共煮（鸡蛋熟后去壳取蛋再煮），加入米酒饮服。本方适用于虚寒月经后期。

2. 艾叶10克，生姜15克，鸡蛋2只，水适量。鸡蛋连壳煮熟后，去壳取蛋，再煮，煲好后，饮汁吃蛋。本方适用于因虚寒所致的月经后期。

痛经

女性在行经前后或经期出现小腹或腰部疼痛或痛及腰骶，并每随月经周期而发者，称为痛经，是妇科较常见的病症，也是妇科急症之一。本病分为原发性与继发性，常见病因有子宫内膜异位症、慢性盆腔炎、子宫内膜粘连、子宫腺肌瘤等。

1.取穴

肾俞穴、次髎穴、气海穴、水道穴、中极穴、血海穴、三阴交穴、太冲穴、大敦穴。

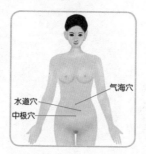
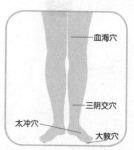

2.刮拭

（1）背部刮拭：受术者取坐位或俯卧位，施术者在刮拭前向需要刮拭的部位均匀地涂抹刮痧介质，然后用刮痧板按照自上而下的顺序对肾俞穴和次髎穴进行刮拭，肾俞穴需要采用平刮法进行刮拭，次髎穴用角刮法进行刮拭，各穴位刮拭10～20次。

（2）腹部刮拭：受术者取仰卧位，施术者在需要刮拭的部位均匀地涂抹刮痧介质，然后按照自上而下的顺序对气海穴、水道穴、中极穴进行刮拭，用力不宜太重，刮拭时间也不要过长，以局部有酸胀感为宜。

（3）下肢刮拭：受术者取坐位，双腿屈曲，施术者在需要刮拭的部位均匀地涂抹刮痧介质，然后按照自上而下的顺序，用平刮法对血海穴、三阴交穴进行刮拭，刮10～20次。而太冲穴和大敦穴则需要在消毒皮肤之后用小号的三棱针进行点刺。

小贴士

1.注意并讲究经期卫生，经前期及经期少吃生冷和辛辣等刺激性强的食物。

2.平时要加强体育锻炼，尤其是体质虚弱者。还应注意改善营养状态，并要积极治疗慢性疾病。

3.消除对月经的紧张、恐惧心理，解除思想顾虑，心情要愉快。可以适当参加劳动和运动，但要注意休息。

闭经 ○

女子年逾18岁，月经还未来潮或来而中断达3个月以上者称为闭经。前者为原发性闭经，后者为继发性闭经。原发性闭经多数由于染色体、性腺、性器官发育异常所致，往往非药物所能奏效。

中医认为，闭经主要分虚、实两类。虚有气虚、血虚、心脾气虚、肾虚之分，治疗以补虚为主，佐以通经。实证有气滞血瘀，治以活血化瘀，化痰祛湿。

1.取穴

肝俞穴、脾俞穴、肾俞穴、次髎穴、关元穴、大赫穴、合谷穴、血海穴、阴陵泉穴、地机穴、三阴交穴、足三里穴。

2.刮拭

（1）背部刮拭：受术者取坐位，施术者站在其一侧，在刮拭前对预备刮拭部位均匀地涂抹红花油，然后用刮痧板按照自上而下的顺序对肝俞穴、脾俞穴、肾俞穴、次髎穴进行刮拭，其中肝俞穴、肾俞穴、脾俞穴采用平刮法刮拭，而次髎穴则要采用角刮法进行刮拭，每个穴位刮拭20次左右。

（2）腹部刮拭：受术者取仰卧位，施术者站在其一侧，向需要刮拭的部位均匀地涂抹红花油，然后用平面按揉法按照自上而下的顺序对腹部的关元穴和大赫穴进行刮拭，每个穴位需要刮拭20次左右。

（3）四肢刮拭：受术者应该根据施术者在刮拭时的要求进行体位的变换，施术者站在其一侧，先在被刮拭部位均匀地涂抹刮痧介质，然后按照自上而下的顺序进行刮拭，首先用点按法对手部的合谷穴进行20次左右的刮拭，然后对下肢进行自上而下的刮拭，其中血海穴和地机穴采用平刮法，阴陵泉穴、三阴交穴和足三里穴用斜刮法，每个穴位刮拭20次左右。

----------------- 小贴士 -----------------

引起闭经的原因很多，应查明原因，给予对症治疗。此外，全面合理的营养可促进青春期女性的身体、生理发育，增强体质，对防治闭经也会起到积极的作用。

倒经

月经期，在子宫以外部位如鼻黏膜、胃、肠、肺、乳腺等部位发生出血，称为倒经，亦称"代偿性月经""周期性子宫外出血"。

1. 取穴

神庭穴、百会穴、风府穴、支沟穴、足三里穴、三阴交穴、太冲穴、涌泉穴。

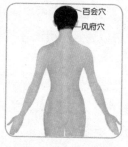
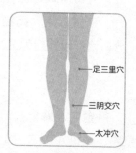

2. 刮拭

（1）头部刮拭：受术者取仰卧位，施术者对神庭穴、百会穴和风府穴进行角刮法的刮拭，因为面部出痧影响美观，因此手法要轻柔，以不出痧为度，且面部不需涂抹活血剂，通常用补法，忌用重力大面积刮拭。

（2）手部刮拭：受术者取坐位，施术者向其需要刮拭的部位均匀涂抹刮痧介质，再对支沟穴进行角刮法的刮拭，直至局部出现血点为止。

（3）足部刮拭：受术者取坐位，施术者向其需要刮拭的部位均匀涂抹刮痧介质，再对足部足三里穴、三阴交穴、太冲穴进行角刮法的刮拭。最后再对足底涌泉穴进行角刮法的刮拭，直至局部出现血点为止。

小贴士

倒经的预防：

1. 有衄血史者平时饮食宜清淡，不可嗜服辛辣煎烤食物，以免伤阴津，引血妄行。

2. 保持心情舒畅，阴虚火旺者经前7天预服知柏地黄丸，亦可预防吐衄。

3. 有子宫内膜异位症者应同时治疗该病。

4. 平时多吃些含维生素丰富的食品，如水果、新鲜蔬菜，或服用维生素A、维生素B族、维生素C等药物，以增强血管的抵抗力。

5. 临床上发现有"倒经"现象的姑娘，随着年龄的增长，往往不治而愈。如果代偿性月经只发生1~2次，不严重者可以不进行治疗。以后会自愈。

崩漏

崩漏指妇女不在经期，阴道大量出血，或持续下血，淋漓不断。一般以量多如注为"崩"，量少淋漓不尽为"漏"，两者可交替出现，且均属出血过多之证，并称"崩漏"。崩漏是妇科常见病症，以青春期或更年期、产后最为多见。

1.取穴

曲池穴、血海穴、三阴交穴、隐白穴。

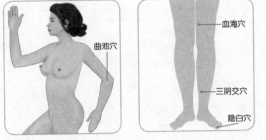

2.刮拭

（1）手臂刮拭：受术者取俯卧位，施术者向其需要刮拭的部位均匀涂抹刮痧介质，再对曲池穴进行角刮法的刮拭，直至局部出现血点为止。

（2）足部刮拭：受术者取仰卧，施术者向其需要刮拭的部位均匀涂抹刮痧介质，再对血海穴、三阴交穴进行角刮法的刮拭。最后对隐白穴进行角刮法的刮拭，直至局部出现血点为止。

小贴士

崩漏的预防：

1.注意身体保健。要增加营养，多吃含蛋白质丰富的食物以及蔬菜和水果。在生活上劳逸结合，不参加重体力劳动和剧烈运动，睡眠要充足，精神愉快，不要在思想上产生不必要的压力。这对功血崩漏的防治很有效。

2.应用药物进行止血。药物止血的方法有两种：一种是使子宫内膜脱落干净，可注射黄体酮；一是使子宫内膜生长，可注射苯甲酸雌二醇。再用些止血药物，如云南白药、安络血、维生素K、止血芳酸和止血敏等，一般都可以达到治疗功血崩漏的目的。

3.恢复卵巢功能，调节月经周期。

带下病

白带在月经期、排卵期以及妊娠期会有增多的现象，这都属于正常的生理现象，但是如果有阴道内分泌物过多，并且连续不断、颜色呈浅黄色伴有血丝、黏稠如脓或者清稀如水、腥臭难闻等情况，就说明患有带下病。带下病还伴有头昏、四肢乏力、心情烦躁、口干舌燥、腰部酸痛、小腹胀痛等症状。

中医认为，带下病与带脉有着非常密切的联系，多是由于脾气亏虚、运化失衡、肾气不胜、白带失固、湿毒下注所致。

1.取穴

气海俞穴、次髎穴、大巨穴、关元穴、中极穴、地机穴、三阴交穴。

2.刮拭

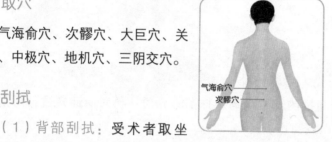
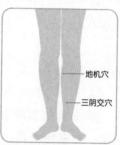

气海俞穴
次髎穴
地机穴
三阴交穴

（1）背部刮拭：受术者取坐位，施术者站在其一侧，按照自上而下的顺序，对气海俞穴进行平刮法刮拭，而次髎穴则用角刮法进行刮拭，以被刮拭部位出现出血点为度。

（2）腹部刮拭：受术者取仰卧位，施术者站在其一侧，无需涂抹刮痧介质。按照自上而下的顺序对大巨穴、关元穴、中极穴进行揉法的刮拭，以局部出现酸胀感为度。

（3）下肢刮拭：受术者取坐位，施术者站在其一旁，先在需要刮拭的部位均匀地涂抹刮痧介质，然后按照自上而下的顺序，对地机穴和三阴交穴进行刮拭，地机穴运用平刮法刮拭且以出现出血点为止，三阴交穴运用斜刮法进行刮拭以出现酸胀感为宜。

小贴士

带下病的治疗注意：

1.所有阴道用药和冲洗治疗，应在月经干净后进行；

2.治疗期间禁忌性生活；

3.坚持整个疗程，不可半途而废；

4.洗换下来的内裤要煮沸消毒。

乳腺炎

乳腺炎是指乳腺的急性化脓性感染，是产褥期的常见病，是引起产后发热的原因之一，最常见于哺乳妇女，尤其是初产妇。哺乳期的任何时间均可发生，而哺乳的开始最为常见。

中医认为，乳腺炎是由于胃经积火、肝气郁结、邪毒入侵乳房使得脉络不通、排乳困难、毒火与积乳结节所致。

1.取穴

肩井穴、天宗穴、天突穴、膻中穴、乳根穴、足三里穴、行间穴、少泽穴。

2.刮拭

（1）肩背部刮拭：受术者取坐位，施术者站在其一侧，在需要刮拭的部位均匀地涂抹刮痧介质，然后按照自上而下的顺序用平刮法对肩井穴和天宗穴进行刮拭，以局部出现痧痕为止。

（2）胸部刮拭：受术者取仰卧位，施术者站在其一侧，向被刮拭部位涂抹刮痧介质，然后用点揉法按照自上而下的顺序对天突穴、膻中穴、乳根穴进行刮拭，以局部出现酸胀的感觉为止。

（3）四肢刮拭：受术者仰卧，施术者站在其一边，将需要刮痧的部位涂上刮痧介质，然后用平刮法对少泽穴进行刮拭，直至出现痧痕为止。再对足部足三里穴、行间穴进行施术，用小号点刺针对其进行点刺，放出3~5滴血为止。

在进行手部刮痧的时候，受术者可以随意选择体位，施术者要将需要施术的少泽穴进行严格的消毒，然后用小号点刺针对其进行点刺，直至放出3~5滴血为止。

小贴士

早期按摩和吸乳是关键。患者可用手指顺乳头方向轻轻按摩，加压揉推，使乳汁流向开口，并用吸乳器吸乳，以畅通阻塞的乳腺管口。吸通后应尽量排空乳汁，勿使壅积。

不宜让婴儿含乳头睡觉，哺乳后用胸罩将乳房托起。

饮食宜清淡，易消化，忌辛辣。

经行发热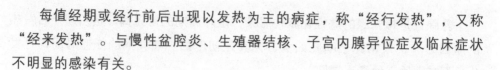

每值经期或经行前后出现以发热为主的病症，称"经行发热"，又称"经来发热"。与慢性盆腔炎、生殖器结核、子宫内膜异位症及临床症状不明显的感染有关。

1.取穴

大椎穴、长强穴、气海穴、关元穴、曲池穴、合谷穴、血海穴、足三里穴、三阴交穴、太溪穴、太冲穴。

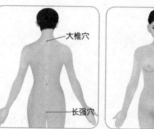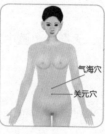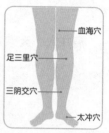

2.刮拭

（1）背部刮拭：受术者取仰卧位，施术者向其需要刮拭的部位均匀涂抹刮痧介质，然后按照自上而下的顺序对大椎穴、长强穴进行平刮法的刮拭，直至局部出现血点为止。

（2）腹部刮拭：受术者取俯卧位，施术者向其需要刮拭的部位均匀涂抹刮痧介质，然后按照自上而下的顺序对气海穴、关元穴进行角刮法的刮拭，直至局部出现血点为止。

（3）四肢刮拭：受术者取仰卧或坐位，施术者向其需要刮拭的部位均匀涂抹刮痧介质，然后按照自上而下的顺序，对手臂曲池穴、合谷穴进行角刮法的刮拭。最后再对下肢血海穴、足三里穴、三阴交穴、太溪穴和太冲穴进行角刮法的刮拭，直至局部出现血点为止。

小贴士

小偏方——清金养血汤：

【组成】川芎1.8克，当归3克，白芍3克，香附3克，麦冬3克，白术3克，丹皮2.4克，地骨皮2.4克，生地2.4克，五味子9粒，炒甘草0.6克。

【用法】水煎服，不拘时候服。

【功效】有行气活血，清热凉血的功效。适用于阴虚内热的患者。

经行眩晕

经行眩晕是以经期、经行前后，周期性出现头晕目眩，视物昏花为主要表现的月经病。

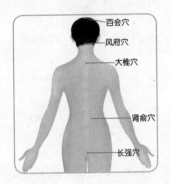 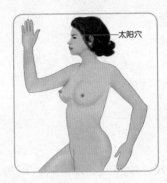 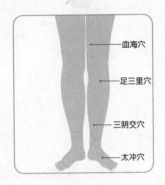

1.取穴

百会穴、太阳穴、风府穴、大椎穴、肾俞穴、长强穴、内关穴、血海穴、足三里穴、三阴交穴。

2.刮拭

（1）头部刮拭：受术者取坐位，施术者向其需要刮拭的部位均匀涂抹刮痧介质，再对百会穴、太阳穴、进行角刮法的刮拭，手法要轻柔，以不出痧为度。

（2）背部刮拭：受术者取俯卧位，施术者向其需要刮拭的部位均匀涂抹刮痧介质，然后按照自上而下的顺序，对大椎穴、肾俞穴、长强穴进行平刮法的刮拭，直至局部出现血点为止。

（3）四肢刮拭：受术者取仰卧或坐位，施术者向其需要刮拭的部位均匀涂抹刮痧介质，再对上肢内关穴进行角刮法的刮拭。最后再对下肢血海穴、足三里穴、三阴交穴进行角刮法的刮拭，直至局部出现血点为止。

小贴士

经行眩晕的饮食疗法：

1.喜蛋（孵化胚胎）500克，煮熟，去壳去毛，加少许盐食服。适用于气血虚弱型之经行眩晕。

2.天麻15克，鹌鹑1只（去内脏去毛），炖食，每日1次。经行5日开始服用。适用于肝肾阴虚之经行眩晕。

经行浮肿 〇

经行浮肿指以经期、行经前后出现头面、四肢浮肿为主要表现的月经病。

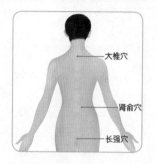 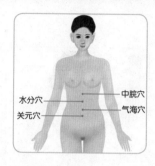 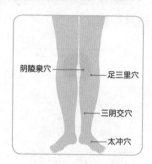

1.取穴

大椎穴、肾俞穴、长强穴、中脘穴、水分穴、气海穴、关元穴、阴陵泉穴、足三里穴、三阴交穴。

2.刮拭

（1）头背部刮拭：受术者取俯卧位，施术者向其需要刮拭的部位均匀涂抹刮痧介质，然后按照自上而下的顺序对大椎穴、肾俞穴、长强穴进行平刮法的刮拭，直至局部出现血点为止。

（2）腹部刮拭：受术者取仰卧位，施术者向其需要刮拭的部位均匀涂抹刮痧介质，然后按照自上而下的顺序，对中脘穴、水分穴、气海穴和关元穴进行角刮法的刮拭，直至局部出现血点为止。

（3）下肢刮拭：受术者取仰卧或坐位，施术者向其需要刮拭的部位均匀涂抹刮痧介质，然后按照自上而下的顺序，对阳陵泉穴、足三里穴、三阴交穴进行角刮法的刮拭，直至局部出现血点为止。

小贴士

1.经行浮肿与体质虚弱（脾虚与肾虚）有关，还与气血失调有关，因此平时参加适当的体育运动，可增强体质，调和气血，预防本病的发生。

2.经行浮肿者平时饮食宜淡，少食腌制食品或过分油腻的食物。

3.行经之前适当控制水分摄入量，以免引起或加重水肿。

4.对于经行水肿久治无效者，应进一步作全身的内科检查，明确水肿的病因，以确定治疗方案。

经行身痛

经行身痛是以经前期、经期出现周期性身体疼痛为主要表现的月经病。

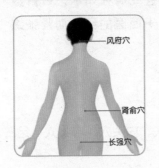
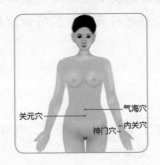
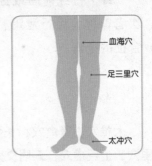

1.取穴

风府穴、肾俞穴、长强穴、气海穴、关元穴、内关穴、神门穴、合谷穴、血海穴、足三里穴、阳陵泉穴、太冲穴。

2.刮拭

（1）头背部刮拭：受术者取俯卧位，施术者向其需要刮拭的部位均匀涂抹刮痧介质，然后按照自上而下的顺序对风府穴、肾俞穴、长强穴进行平刮法的刮拭，直至局部出现血点为止。

（2）腹部刮拭：受术者取仰卧位，施术者向其需要刮拭的部位均匀涂抹刮痧介质，然后按照自上而下的顺序，对气海穴、关元穴进行角刮法的刮拭，直至局部出现血点为止。

（3）四肢刮拭：受术者取仰卧或坐位，施术者向其需要刮拭的部位均匀涂抹刮痧介质，再对手臂的内关穴、神门穴、合谷穴进行角刮法的刮拭，最后对下肢的血海穴、足三里穴、阳陵泉穴、太冲穴进行角刮法的刮拭，直至局部出现血点为止。

小贴士

小偏方——起痛汤：

【组成】当归6克，甘草1克，白术2.4克，牛膝2.4克，独活2.4克，肉桂2.4克，韭白8根，生姜3片。

【用法】水煎服，每日1剂，日服2次。

【主治】温经活血，消滞止痛。适用于气血虚滞的患者。

经行泄泻

每于行经前后或经期出现周期性的大便溏薄，甚或清稀如水，日解数次者，称为经行泄泻，又称经行而泻。经行泄泻属于西医的经前期紧张综合征的范畴。

1.取穴

大椎穴、肾俞穴、长强穴、膻中穴、天枢穴、气海穴、内关穴、合谷穴、足三里穴、上巨虚穴、三阴交穴、太冲穴。

2.刮拭

（1）背部刮拭：受术者取俯卧位，施术者向其需要刮拭的部位均匀涂抹刮痧介质，然后按照自上

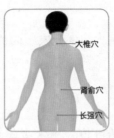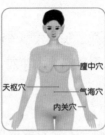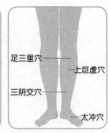

而下的顺序对大椎穴、肾俞穴、长强穴进行平刮法的刮拭，直至局部出现血点为止。

（2）腹部刮拭：受术者取仰卧位，施术者向其需要刮拭的部位均匀涂抹刮痧介质，然后按照自上而下的顺序，对膻中穴、天枢穴、气海穴进行角刮法的刮拭，直至局部出现血点为止。

（3）四肢刮拭：受术者取仰卧或坐位，施术者向其需要刮拭的部位均匀涂抹刮痧介质，再对手臂的内关穴、合谷穴进行角刮法的刮拭，最后对下肢的足三里穴、上巨虚穴、三阴交穴、太冲穴进行角刮法的刮拭，直至局部出现血点为止。

小贴士

经行泄泻的预防护理：

1.饮食宜清淡，宜食温热且易于消化的食物，忌生冷饮食。

2.注意保暖，避免受凉，尤其腹部周围勿受风寒。

3.泄泻频繁者，宜卧床休息，保持外阴及肛门干燥清洁。

4.保持心情愉快，避免精神上的刺激。

妊娠恶阻 ○

妊娠恶阻是指妊娠早期(6周左右)冲脉之气上逆，胃失和降，反复出现恶心呕吐，头晕厌食，甚至食入即吐的疾病，古称"子病""病儿"。有50%的孕妇妊娠早期(5～12周)出现食欲不佳，胃纳减少，择食嗜酸，早晨轻度呕恶，不影响正常工作和营养摄入，至妊娠12周后自行消失的妊娠反应，不视为病态。

1.取穴

中脘穴、膻中穴、内关穴、足三里穴、太冲穴。

2.刮拭

（1）前胸刮拭：受术者取仰卧位，施术者向其需要刮拭的部位均匀涂抹刮痧介质，然后按照自上而下的顺序，对中脘穴、膻中穴进行角刮法的刮拭，直至局部出现血点为止。

（2）手臂刮拭：受术者取坐位，施术者向其需要刮拭的部位均匀涂抹刮痧介质，再对内关穴进行角刮法的刮拭，直至局部出现血点为止。

（3）下肢刮拭：受术者取坐位，施术者向其需要刮拭的部位均匀涂抹刮痧介质，再对足三里穴进行角刮法的刮拭。最后再对太冲穴进行角刮法的刮拭，直至局部出现血点为止。

-------------------- 小贴士 --------------------

1.本病之特征为妊娠后出现恶心、呕吐或食入即吐。因此要确定恶阻，首先必须确诊有孕。

2.本病严重者呕吐频繁，易引起水电解质紊乱，必要时应输液，如出现尿酮阳性应纠正酸中毒及电解质紊乱。

3.恶阻者食之易吐，故服药必须少量多次或煎汤代茶，慢慢温服。

4.素有胃病者，往往恶阻会较严重，必须注意保养胃气，饮食宜软而清淡，易于消化。

5.如妊娠合并肝炎，或有妊娠高血压综合征时，应作相应治疗。

妊娠腹痛

　　妊娠腹痛亦名胞阻、妊娠小腹痛、子痛。指孕妇发生小腹部疼痛的病症。多因阳虚寒凝、血虚胞脉失养、气郁胞脉气血运行失畅所致。

　　阳虚寒凝者，小腹冷痛，得热痛减，或有畏寒肢冷者；血虚者，兼见头晕目眩，小腹绵绵作痛；气郁者，兼见脘腹胀满，烦躁易怒。

1.取穴

　　大中脘穴、内关穴、足三里、公孙穴、太冲穴。

2.刮拭

　　（1）腹部刮拭：受术者取仰卧位，施术者向其需要刮拭的部位均匀涂抹刮痧介质，再对中脘穴进行平刮法的刮拭，直至局部出现血点为止。

　　（2）四肢刮拭：受术者取坐位，施术者向其需要刮拭的部位均匀涂抹刮痧介质，然后内关穴进行角刮法的刮拭。再按照自上而下的顺序对足三里穴、公孙穴、太冲穴进行角刮法的刮拭，直至局部出现血点为止。

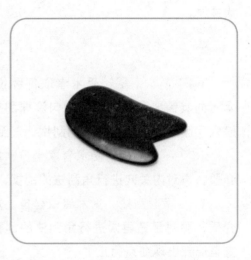

小贴士

　　1. 大红枣10枚，宁夏枸杞30克，仔鸡(500克)1只。将鸡去毛，去内脏，洗净，与枣、杞同炖至鸡烂熟，食鸡饮汤。食时可加入精盐少许调味。本方适用于血虚妊娠腹痛。

　　2. 陈皮、木香各3克，瘦猪肉2000克。先将陈皮、木香焙脆研末备用，在锅内放食盐少许烧热后，放入猪肉片，炒片刻，放适量清水烧熟，将熟时放陈皮、木香末、食盐和搅匀，食肉饮汤。本方适用于气郁之妊娠腹痛。

产后回乳

产后哺乳期以一年左右为宜，正常终止或特殊情况须中断哺乳时，乳腺分泌功能尚好，乳汁积聚不出，易积成硬块，使乳房胀痛，此时宜回乳，同时亦可避免乳房萎缩下垂。

1. 取穴

内关穴、足三里穴、光明穴、足临泣穴。

2. 刮拭

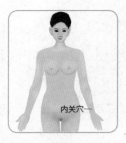
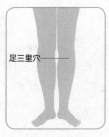
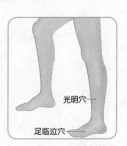

内关穴

足三里穴

光明穴

足临泣穴

（1）手臂刮拭：受术者取仰卧位或坐位，施术者向其需要刮拭的部位均匀涂抹刮痧介质，再对内关穴进行角刮法的刮拭，直至局部出现血点为止。

（2）下肢刮拭：受术者取坐位，施术者向其需要刮拭的部位均匀涂抹刮痧介质，然后按照自上而下的顺序，对足三里穴、光明穴、足临泣穴进行角刮法的刮拭，直至局部出现血点为止。

小贴士

1. 在饮食方面要适当控制汤类饮食。不要再让孩子吸吮乳头或挤乳。但不可以立即停止喂奶。

2. 自疗回奶中见乳房胀疼，可以用温热毛巾外敷，并进行从乳房根部到乳头的推揉。

3. 乳汁少的妇女，只要逐渐减少哺乳次数，乳汁分泌自会渐渐减少而停止。

4. 减少进食荤性汤水。

产后便秘

产妇产后饮食如常，但大便数日不行或排便时干燥疼痛，难以排出者，称为产后便秘，或称产后大便难，是最常见的产后病之一。

1.取穴

大椎穴、长强穴、天枢穴、气海穴、内关穴、支沟穴、血海穴、阳陵泉穴、三阴交穴。

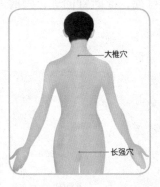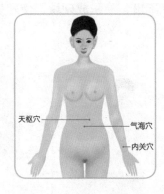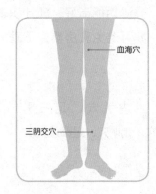

2.刮拭

（1）背部刮拭：受术者取俯卧位，施术者向其需要刮拭的部位均匀涂抹刮痧介质，然后按照自上而下的顺序，对大椎穴、长强穴进行角刮法的刮拭，直至局部出现血点为止。

（2）腹部刮拭：受术者取仰卧位，施术者向其需要刮拭的部位均匀涂抹刮痧介质，然后按照自上而下的顺序，对天枢穴、气海穴进行角刮法的刮拭，直至局部出现血点为止。

（3）四肢刮拭：受术者取坐位，施术者向其需要刮拭的部位均匀涂抹刮痧介质，再对手臂的内关穴、支沟穴进行角刮法的刮拭。最后对下肢的血海穴、阳陵泉穴、三阴交穴进行角刮法的刮拭，直至局部出现血点为止。

小贴士

1.饮食营养丰富多样，精细搭配得当，多吃蔬菜、水果的同时，适当补充一些高蛋白食物，比如豆腐、少量瘦肉等。

2.多吃蔬菜和水果，但切忌吃过冷过凉食物，特别不能直接吃刚从冰箱里拿出的水果，吃前需用温水浸泡。

3.多喝汤。产妇应尽量吃一些易消化的通肠润便的食物，其中汤类食物是首选，像稀饭、面汤、米汤、鸡蛋汤等，都能帮助产妇通肠润便。另外，猪蹄汤也是不错之选，既能下奶，又能通肠。

产后腹痛

产后腹痛，是妇女下腹部的盆腔内器官较多，出现异常时，容易引起产后腹痛，包括腹痛和小腹痛，以小腹部疼痛最为常见。

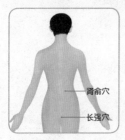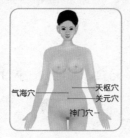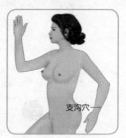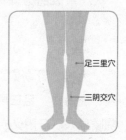

肾俞穴
长强穴

气海穴　天枢穴
关元穴
神门穴

支沟穴

足三里穴
三阴交穴

1.取穴

肾俞穴、长强穴、天枢穴、气海穴、关元穴、神门穴、合众穴、足三里穴、三阴交穴。

2.刮拭

（1）背部刮拭：受术者取俯卧位，施术者向其需要刮拭的部位均匀涂抹刮痧介质，然后按照自上而下的顺序，对肾俞穴、长强穴进行角刮法的刮拭，直至局部出现血点为止。

（2）腹部刮拭：受术者取仰卧位，施术者向其需要刮拭的部位均匀涂抹刮痧介质，然后按照自上而下的顺序，对天枢穴、气海穴、关元穴进行角刮法的刮拭，直至局部出现血点为止。

（3）四肢刮拭：受术者取坐位，施术者向其需要刮拭的部位均匀涂抹刮痧介质，然后按照自上而下的顺序对手臂的神门穴、合众穴进行角刮法的刮拭。最后对下肢的足三里穴、三阴交穴进行角刮法的刮拭，直至局部出现血点为止。

小贴士

1.如果腹痛较重并伴见高热（39℃以上），恶露秽臭色暗的，不宜自疗，应速送医院诊治。

2.饮食宜清淡，少吃生冷食物。山芋、黄豆、蚕豆、豌豆、牛奶、白糖等容易引起胀气的食物，也以少食为宜。

3.产妇不要卧床不动，应及早起床活动，并按照体力渐渐增加活动量。

5.禁止房事。

产后发热 ○

产后发热表现为产妇分娩后持续发热，或突然高热，并伴有其他症状。常见的为外感、血虚、血瘀、食滞、感染邪毒等因素引发。

1.取穴

大椎、肾俞穴、长强穴、天枢穴、关元穴、曲池穴、内关穴、列缺穴、合谷穴、血海穴、足三里交、阴陵泉穴、三阴交穴。

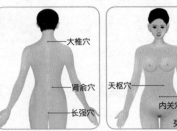
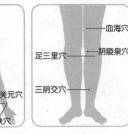

2.刮拭

（1）背部刮拭：受术者取俯卧位，施术者向其需要刮拭的部位均匀涂抹刮痧介质，按照自上而下的顺序对大椎、肾俞穴、长强穴进行角刮法的刮拭，直至局部出现血点为止。

（2）腹部刮拭：受术者取仰卧位，施术者向其需要刮拭的部位均匀涂抹刮痧介质，按照自上而下的顺序对天枢穴、关元穴进行角刮法的刮拭，直至局部出现血点为止。

（3）手臂刮拭：受术者取坐位，施术者向其需要刮拭的部位均匀涂抹刮痧介质，按照自上而下的顺序对曲池穴、内关穴、列缺穴、合谷穴进行角刮法的刮拭，直至局部出现血点为止。

（4）下肢刮拭：受术者取坐位，施术者向其需要刮拭的部位均匀涂抹刮痧介质，按照自上而下的顺序对血海穴、足三里交、阴陵泉穴、三阴交穴进行角刮法的刮拭，直至局部出现血点为止。

小贴士

食疗辅助治疗产后发热：

1. 黑木耳煮桑葚：桑葚子30克，黑木耳10克，红枣8个，煮熟食用。

2. 姜汁黄鳝饭：黄鳝150克、姜汁20毫升，与米饭同煮。

3. 牛血粥：牛血60克，大米100克，如常法煮粥食用。

4. 鸽肉杏仁汤：甜杏仁10克，鸽肉100克，同煮，熟后食肉喝汤。

乳腺增生症

乳腺增生是指乳腺上皮和纤维组织增生，乳腺组织导管和乳小叶在结构上的退行性病变及进行性结缔组织的生长，其发病原因主要是由于内分泌激素失调。

1.取穴

肩井穴、天宗穴、膻中穴、外关穴、丰隆穴、太溪穴、行间穴、侠溪穴。

2.刮拭

（1）肩部刮拭：受术者取坐位，施术者向其需要刮拭的部位均匀涂抹刮痧介质，再对肩井穴、天宗穴进行角刮法的刮拭，直至局部出现血点为止。

（2）前胸刮拭：受术者取仰卧位，施术者向其需要刮拭的部位均匀涂抹刮痧介质，再对膻中穴进行角刮法的刮拭，直至局部出现血点为止。

（3）四肢刮拭：受术者取坐位，施术者向其需要刮拭的部位均匀涂抹刮痧介质，再对上肢外关穴进行角刮法的刮拭。最后再对下肢丰隆穴、太溪穴、行间穴、侠溪穴进行角刮法的刮拭，直至局部出现血点为止。

小贴士

要治疗乳腺增生还得从改善自身的体质开始，从源头上解决问题。多吃碱性食品，改善自身的酸性体质，同时补充人体必须的营养物质，这样才能恢复自身的免疫力。

1.强酸性食品：蛋黄、奶酪、白糖做的西点或柿子、乌鱼子、柴鱼等。

2.中酸性食品：火腿、培根、鸡肉、鲔鱼、猪肉、鳗鱼、牛肉、面包、小麦、奶油、马肉等。

3.弱酸性食品：白米、落花生、酒、油炸豆腐、海苔、文蛤、章鱼、泥鳅。

4.弱碱性食品：红豆、萝卜、苹果、甘蓝菜、洋葱、豆腐等。

5.中碱性食品：萝卜干、大豆、红萝卜、番茄、香蕉、橘子、番瓜、蛋白、梅干、菠菜等。

6.强碱性食品：恰玛古、葡萄、茶叶、海带等。

慢性盆腔炎

慢性盆腔炎是指女性内生殖器及其周围结缔组织、盆腔腹膜的慢性炎症。其主要临床表现为月经紊乱、白带增多、腰腹疼痛及不孕等，如已形成慢性附件炎，则可触及肿块。

中医认为，慢性盆腔炎应当归属到"月经不调""带下病"的范畴，是由于情志忧郁、疲劳、内伤、外感邪毒使得气血郁结、湿热积滞所致。

1.取穴

肾俞穴、带脉穴、次髎穴、气海穴、归来穴、中极穴、血海穴、阴陵泉穴、足三里穴、行间穴。

2.刮拭

（1）腰背部刮拭：受术者取坐位，施术者站在其一侧，在需要刮拭的部位均匀地涂抹红花油，然后按照自上而下的顺序对肾俞穴、带脉穴、次髎穴进行刮拭。其中肾俞穴和带脉穴要用平刮法进行刮拭，而次髎穴则需要用角刮法进行刮拭，每个穴位刮拭20次左右。

（2）下腹部刮拭：受术者仰卧位，施术者站在其一边，无需涂抹刮痧介质，按照自上而下的顺序用刮痧板对气海穴、归来穴、中极穴位进行揉法刮拭，每个穴位刮拭20次左右。

（3）下肢刮拭：受术者取坐位，施术者站在其一侧，先在需要刮拭的部位均匀地涂抹刮痧介质，然后按照从上到下的顺序对血海穴、阴陵泉穴、足三里穴、行间穴进行刮拭，其中血海穴用平刮法，阴陵泉穴、足三里穴用斜刮法，行间穴则用角刮法，每个穴位大概刮拭20次。

小贴士

1.取大蒜泥外敷下腹部，每日1~2次（如皮肤起泡则暂停）。

2.按照100:1的比例将甘遂末、麝香用细面粉加蜂蜜调成糊，涂敷下腹部肿胀处，每日1次。

3.鲜蒲公英捣烂如泥，外敷下腹部，每日1~2次。

4.耳穴按摩：选内生殖器、盆腔、肾上腺、内分泌、交感等穴，施按、捻、摩手法弱刺激10分钟。每日3~5次。

功能性子宫出血 ⭕

功能性子宫出血，简称功血，是一种常见的妇科疾病，是指异常的子宫出血，经诊查后未发现有全身及生殖器官器质性病变，而是由于神经内分泌系统功能失调所致。

1.取穴

风府穴、大椎穴、肾俞穴、长强穴、膻中穴、天枢穴、气海穴、关元穴、中极穴、内关穴、神门穴、血海穴、足三里穴、三阴交穴、太冲穴、隐白穴。

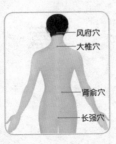
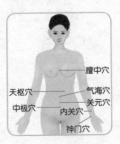
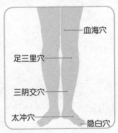

2.刮拭

（1）头背部刮拭：受术者取俯卧位，施术者向其需要刮拭的部位均匀涂抹刮痧介质，然后按照自上而下的顺序对风府穴、大椎穴、肾俞穴、长强穴进行平刮法的刮拭，直至局部出现血点为止。

（2）前胸刮拭：受术者取仰卧位，施术者向其需要刮拭的部位均匀涂抹刮痧介质，然后按照自上而下的顺序，对膻中穴、天枢穴、气海穴、关元穴、中极穴进行角刮法的刮拭，直至局部出现血点为止。

（3）四肢刮拭：受术者取仰卧或坐位，施术者向其需要刮拭的部位均匀涂抹刮痧介质，然后按照自上而下的顺序，对内关穴、神门穴进行角刮法的刮拭，最后再对下肢血海穴、足三里穴、三阴交穴、太冲穴和隐白穴进行角刮法的刮拭，直至局部出现血点为止。

---------------- 小贴士 ----------------

1.宜清淡饮食，宜多食富含维生素C的新鲜瓜果、蔬菜。如菠菜、油菜、甘蓝、西红柿、胡萝卜、苹果、梨、香蕉、橘子、山楂、鲜枣等。这些食物不仅含有丰富的铁和铜，还含有叶酸、维生素C及胡萝卜素等，对治疗贫血和辅助止血有较好的作用。

3.经期禁忌的食品有雪梨、香蕉、马蹄、石耳、石花、地耳等寒凉食品；肉桂、花椒、丁香、胡椒、辣椒等辛辣刺激的食品。

第 六 章

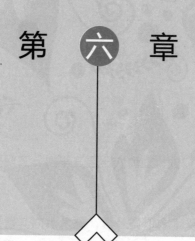

男科疾病的刮痧疗法

NAN KE JI BING DE GUA SHA LIAO FA

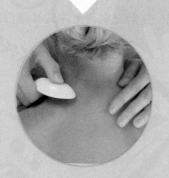

遗精 ○

遗精是未婚男子常见的生理现象，遗精可以发生在睡眠状态中，称"遗精"；也可以发生于清醒状态中，称"滑精"。遗精的频率个体之间差异极大，可从一两个星期一次到四五个星期一次不等。在有规则的性生活时经常出现遗精、遗精过于频繁或在非性活动时的思维及接触就出现遗精则是病理现象。

1.取穴

心俞穴、志室穴、肾俞穴、命门穴、次髎穴、关元穴、足三里穴、太溪穴、三阴交穴。

2.刮拭

（1）背部刮拭：受术者取坐位，施术者站在其一侧，先向需要刮拭的部位均匀地涂抹刮痧介质，以凡士林油最为合适。然后按照自上而下的顺序对心俞穴、志室穴、肾俞穴、命门穴、次髎穴进行刮拭，其中心俞穴和肾俞穴应选用平刮法进行刮拭，而命门穴、志室穴、次髎穴则应选用角刮法进行刮拭，直至局部出现出血点为止。

（2）腹部刮拭：受术者仰卧，施术者先向需要刮拭的部位均匀地涂抹凡士林油，然后用点揉法对关元穴进行施术，以局部出现酸胀感为止。

（3）下肢刮拭：受术者取坐位，施术者先在足三里穴和太溪穴涂抹凡士林油，再用斜刮法按照自上而下的顺序对其进行刮拭，直至局部出现出血点为止。然后对三阴交穴进行消毒，再用小号的点刺针对其进行点刺，放出3~5滴血为止。

小贴士

遗精的预防措施：

1.注意精神调养排除杂念；

2.丰富文体活动适当参加体力劳动或运动；

3.注意生活起居；

4.晚餐不宜过饱，被褥不宜过厚，内裤不宜过紧；

5.少食辛辣刺激性食物，如烟、酒、咖啡等。

早泄 〇

早泄指男女交媾时，男子勃起的阴茎未及纳入女子的阴道，或刚纳入，便已泄精，阴茎随之软缩的现象，是一种最常见的性功能障碍。有下列情况之一者，即可诊断为早泄：一是只要一有同房的意愿或念头马上射精；二是准备同房或刚刚开始同房，射精跟着出现；三是同房不到半分钟，精液即射出。中医治疗早泄的原则主要为"虚者补之，实则泻之"。由于早泄多以虚为主，故治疗上多采用补虚之法。

1.取穴

心俞穴、志室穴、肾俞穴、关元穴、大赫穴、神门穴、三阴交穴。

2.刮拭

（1）背部刮拭：受术者取坐位，施术者站在受术者一侧，先向需要刮痧的部位均匀地涂抹凡士林油(作为刮痧介质)，然后按照自上而下的顺序对心俞穴、志室穴、肾俞穴进行刮拭，其中心俞穴和肾俞穴应采用平刮法进行刮拭，而志室穴则应该采用角刮法进行刮拭，直至被刮拭部位出现出血点为止。

（2）腹部刮拭：受术者仰卧，施术者站在其身旁，先将需要刮痧的部位涂抹上刮痧介质，然后按照自上而下的顺序对关元穴、大赫穴进行斜刮法的刮拭，直至局部出现酸胀感为止。

（3）四肢刮拭：受术者取坐位，施术者先在待刮部位均匀地涂抹刮痧介质，然后先用角刮法刮拭上肢手腕部的神门穴，然后再运用斜刮法对脚踝部的三阴交穴进行刮拭，直至局部出现出血点为止。

小贴士

早泄的禁忌：

1.首先要戒酒，避免辛辣刺激，多食海鲜、豆制品、鱼虾等助阳填精的食品，增强体质；

2.避免手淫，节制房事，有利于防治早泄；

3.如果有阴虚火亢型早泄患者，不要食用过于辛热的食品，例如羊肉、狗肉、牛羊鞭、麻雀等，避免加重病情。

阳痿

阳痿又称勃起功能障碍，是指男子在有性欲与性交要求的情况下，阴茎不能正常勃起或虽有勃起反应，但不能插入阴道内完成性交功能者。

阳痿是男性性功能障碍的常见疾病之一，发病率约10%。引起阳痿的原因较复杂。医学上将精神、心理因素引起，而无明显器质性病因所致的阳痿称之为功能性阳痿(也叫精神性和心理性阳痿)；有较明显的器质性原因，如神经、血管、内分泌疾病等因素引起的阳痿称为器质性阳痿。

1.取穴

命门穴、肾俞穴、次髎穴、关元穴、中极穴、阴陵泉穴、足三里穴、太溪穴。

2.刮拭

（1）背部刮拭：受术者取坐位，施术者在其需要刮拭的部位涂抹刮痧介质，然后按照自上而下的顺序对命门穴、肾俞穴、次髎穴进行刮拭，其中命门穴和次髎穴两穴应该采用角刮法，而肾俞穴应使用平刮法，直至局部出现红紫色痧痕为止。

（2）腹部刮拭：受术者仰卧位，施术者向其需要刮拭的部位涂抹刮痧介质，然后按照从上到下的顺序对关元穴和中极穴两穴进行轻柔刮拭，直至局部出现出血点为止。

（3）下肢刮拭：受术者取坐位，施术者应先对其需要刮痧的部位涂抹刮痧介质，然后再从上到下依次刮拭。阴陵泉穴可采用斜刮法，足三里穴应采用平刮法，而太溪穴则应采用角刮法，直至所刮部位出现痧痕为止。

小贴士

1.饮食以软食为主，适当地进食滋养性食物，如蛋类、骨汤、莲子、核桃等。

2.宜补充锌，含锌较多的食物如牡蛎、牛肉、鸡肝、蛋、花生米等。

3.宜多吃动物内脏。

4.宜常吃含精氨酸较多的食物，如山药、银杏、鳝鱼、海参、墨鱼、章鱼等。

5.不要酗酒。

6.禁食肥腻、过甜、过咸的食物。

急性前列腺炎 ○

前列腺炎是成年男性的见病，它可全无症状，也可以症状明显，迁延不愈，甚至可以引起持续或反复发作的泌尿生殖系统感染，可分为急性前列腺炎或慢性前列腺炎。

急性前列腺炎是指前列腺非特异性细菌或感染所致的急性炎症，主要表现为尿急、尿频、尿痛、直肠及会阴部痛，多有恶寒发热。

1.取穴

肾俞穴、膀胱俞穴、气海穴、中极穴、会阴穴、阴陵泉穴、足三里穴、三阴交穴、行间穴。

2.刮拭

（1）背部刮拭：受术者取坐位，施术者站在其一旁，在需要刮拭的部位均匀地涂抹刮痧介质，然后按照自上而下的顺序对其进行刮拭。肾俞穴和膀胱俞穴用平刮法进行刮拭，直至局部出现痧痕为止。

（2）腹部刮拭：受术者取仰卧位，施术者在涂抹完刮痧介质后自上而下的对气海穴和中极穴进行刮痧，两个部位都用角刮法进行轻柔地刮拭，直至被刮拭部位出现出血点为止。

（3）下肢刮拭：受术者取坐位，施术者站在其一侧，先向除了会阴部以外的刮痧部位均匀地涂抹刮痧介质，然后从上到下对其穴位进行刮拭，先对会阴部进行刮拭，在对该部位施术的时候，受术者应配合施术者要求屈膝抬高双腿，双手抱住膝盖，以便于施术者找到准确的穴位位置，对会阴部刮拭时应采用角刮法进行，至有酸胀感为止。然后再依次对阴陵泉穴、足三里穴、三阴交穴、行间穴进行刮拭。其中阴陵泉穴和三阴交穴应选用斜刮法刮拭，足三里穴选择平刮法刮拭，行间穴选择角刮法刮拭，直至刮痧部位出现痧痕为止。

小贴士

1.患者应保持乐观情绪，消除不必要的思想顾虑和对某些症状的误解，增强治愈疾病的信心。

2.注意劳逸结合、充足睡眠，避免过重体力劳动。

慢性前列腺炎 ○

慢性前列腺炎是一种发病率非常高（4%～25%）且让人十分困惑的疾病，接近50%的男子在其一生中的某个时刻将会遭遇到前列腺炎症状的影响。其病因、病理改变、临床症状复杂多样，并对男性的性功能和生育功能有一定影响。

1. 取穴

肾俞穴、志室穴、膀胱俞穴、气海穴、关元穴、中极穴、大赫穴、会阴穴、阴陵泉穴、三阴交穴、太溪穴、太冲穴。

2. 刮拭

（1）背部刮拭：受术者取坐位，施术者站在其一侧，向需要刮痧的部位均匀地涂抹刮痧介质，然后再自上而下对肾俞穴、志室穴、膀胱俞穴进行刮拭。其中膀胱俞穴和肾俞穴应该采用平刮法刮拭，而志室穴应该采用角刮法刮拭，直至刮拭部位出现出血点为止。

（2）腹部刮拭：受术者取仰卧位，施术者为其涂抹完刮痧介质后，按照自上而下的顺序运用角刮法对气海穴、关元穴、中极穴、大赫穴四个穴位进行轻柔刮拭，直至局部出现出血点为止，如果没有出现痧痕却有酸胀感也应停止。

（3）下肢刮拭：受术者取坐位，施术者站在其一侧，向除了会阴穴以外的需要刮拭的部位均匀地涂抹刮痧介质，然后按照自上而下的顺序进行刮拭。其中，在进行会阴穴的刮拭时，不必强求出痧，稍有疼痛感就应该停止，刮拭的手法应该轻柔，以角刮法为主。阴陵泉穴用斜刮法进行刮拭，三阴交穴、太溪穴、太冲穴都用角刮法进行刮拭，直至局部出现出血点为止。

小贴士

1. 注意卫生，克服不良的性习惯，适当节制房事。

2. 尽量减少对会阴局部的压迫，如不穿紧身裤，骑自行车时间不宜太久。

3. 戒除烟酒及忌食辛辣等刺激性食物，如辣椒、牛肉、海鲜、酒之类。

4. 积极参加体育锻炼，增强体质。

5. 要有好的心态，心态很重要，不要忧郁，要乐观、积极地配合医生接受系统的治疗。

不射精症

不射精症通常是指阴茎虽然能正常勃起和性交，但就是达不到性高潮和获得性快感，不能射出精液；或是在其他情况下可射出精液，而在阴道内不射精。两者统称为不射精症。

1.取穴

肝俞穴、肾俞穴、膀胱俞穴、次髎穴、气海穴、中极穴、内关穴、神门穴、血海穴、阴陵泉穴、三阴交穴、太溪穴、行间穴。

2.刮拭

（1）背部刮拭：受术者取坐位，施术者站在其一旁，在需要刮拭的部位均匀地涂抹刮痧介质，然后按照自上而下的顺序对肝俞穴、肾俞穴、膀胱俞穴、次髎穴进行刮拭，其中肝俞穴、肾俞穴、膀胱俞穴用平刮法刮拭，而次髎穴则用角刮法进行刮拭，直至局部出现出血点为止。

（2）腹部刮拭：受术者仰卧，施术者站在其一旁，在需要刮拭的部位均匀地涂抹刮痧介质，然后按照自上而下的顺序对气海穴和中极穴进行刮拭，注意在进行腹部刮拭的时候，手法一定要轻柔，如果没有出现出血点则以出现酸胀感为准。

（3）四肢刮拭：受术者应仰卧，施术者站在其一旁，向需要刮拭的部位均匀地涂抹刮痧介质，然后先刮拭上肢的内关穴和神门穴。这两个穴位都要采用角刮法进行刮拭，直至局部出现出血点为止。上肢刮拭完毕后，再依次进行下肢的穴位刮拭，其中，血海穴和阴陵泉穴、三阴交穴采用斜刮法刮拭，而太溪穴和行间穴应该采用角刮法刮拭，直至被刮拭部位出现出血点为止。

小贴士

1.调节情志，避免不良精神刺激，保持心情舒畅。

2.饮食有节，不宜过食肥甘厚味及辛辣之品；避免使用有损性机能和易致不射精的药物。

3.性生活方面双方要互相理解，关心体贴；房事时双方密切配合，不能互相责怪，防止性交中的精神过度紧张，避免过频的性生活和手淫习惯。

第 七 章

皮肤科疾病的刮痧疗法

PI FU KE JI BING DE GUA SHA LIAO FA

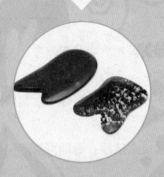

单纯性疱疹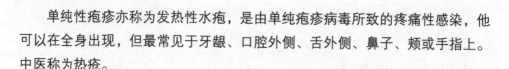

单纯性疱疹亦称为发热性水疱，是由单纯疱疹病毒所致的疼痛性感染，他可以在全身出现，但最常见于牙龈、口腔外侧、舌外侧、鼻子、颊或手指上。中医称为热疮。

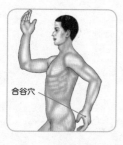
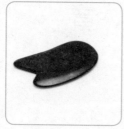
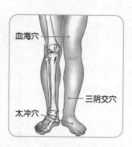
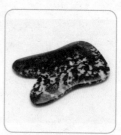

1.取穴

合谷穴、血海穴、三阴交穴、太冲穴。

2.刮拭

（1）手部刮拭：受术者取坐位，施术者向其需要刮拭的部位均匀涂抹刮痧介质，再对合谷穴进行斜刮法的刮拭，直至局部出现血点为止。

（2）下肢刮拭：受术者取仰卧或坐位，施术者向其需要刮拭的部位均匀涂抹刮痧介质，然后按照自上而下的顺序用斜刮法对血海穴、三阴交穴和太冲穴进行刮拭，直至局部出现血点为止。

小贴士

1.不要同患有单纯疱疹的病人接吻或共用器皿、毛巾及剃须刀。

2.触摸单纯性疱疹后应洗手。

3.触摸单纯性疱疹后不应揉眼睛，如果你产生角膜疱疹后，未经治疗可致失明。

4.触摸单纯性疱疹后勿触摸生殖器，否则可能产生生殖器疱疹。

5.更换牙刷。

6.避免含有精氨酸的食物。

7.食用富含赖氨酸食物或直接补充赖氨酸。

荨麻疹

　　荨麻疹是一种常见的过敏性皮肤病，初起皮肤瘙痒，抓后皮肤迅即发生大小不等之风团，剧烈瘙痒，此起彼伏，骤起骤消，甚至累及黏膜，出现腹痛、腹泻、喉头水肿等症状。

　　中医认为，荨麻疹属于"瘾疹"，诱发原因很多，如表虚，风寒、风热积结于肌，肠胃不和、湿热瘀滞等。

1.取穴

　　风门穴、肩髃穴、肝俞穴、曲池穴、鱼际穴、血海穴、委中穴、阳陵泉穴、足三里穴、三阴交穴。

2.刮拭

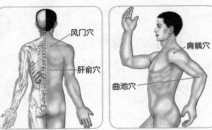
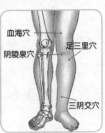

　　（1）肩背部刮拭：受术者取坐位，施术者向需要刮拭的部位涂抹刮痧介质，然后自上而下对风门穴、肩髃穴、肝俞穴进行刮拭，其中风门穴和肝俞穴采用竖刮法进行刮拭，肩髃穴则采用斜刮法进行刮拭，直至刮拭出出血点为止。

　　（2）四肢刮拭：受术者应该遵循施术者的要求进行体位和姿势的变换，施术者先向刮拭部位涂抹刮痧介质，然后先对上肢的曲池穴和鱼际穴进行刮拭，其中曲池穴采用斜刮法进行刮拭，鱼际穴则采用角刮法进行刮拭，直至局部出现出血点为止。再对下肢委中穴、阳陵泉穴、血海穴、足三里穴、三阴交穴进行刮拭，其中委中穴、阳陵泉穴、血海穴采用平刮法进行刮拭，足三里穴采用竖刮法刮拭，三阴交穴采用斜刮法刮拭，直至局部出现出血点为止。

小贴士

　　荨麻疹的护理措施：

　　1.首先找到致敏原。对可疑致敏原应尽量避免。

　　2.饮食宜清淡，避免刺激及易致敏食物，保持大便通畅，必要时应用缓泻药物及肥皂水灌肠。

　　3.室内禁止放花卉及喷洒杀虫剂，防止花粉及化学物质再次致敏。

湿疹 〇

　　湿疹是一种常见的过敏性皮肤病，其病因比较复杂，分为急性期和慢性期，前者的症状表现为皮肤潮红、丘疹、水疱、瘙痒、脓疱、结痂等；后者可出现鳞屑、苔藓样损害，皮疹有融合及渗出倾向。二者的形成与风、湿、热邪留于肌肤瘀结而成有很大关系。

　　中医文献中记载的"浸淫疮""旋耳疮""绣球风""四弯风""奶癣"等类似西医学的急性湿疹、耳周湿疹、阴囊湿疹、异位性皮炎及婴儿湿疹等。

1.取穴

　　大椎穴、肺俞穴、肝俞穴、脾俞穴、肾俞穴、曲池穴、合谷穴、血海穴、阴陵泉穴、足三里穴、三阴交穴。

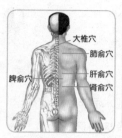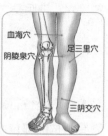

2.刮拭

　　（1）背部刮拭：受术者取坐位，施术者向其需要刮拭的部位涂抹刮痧介质，然后自上而下对大椎穴、肺俞穴、肝俞穴、脾俞穴、肾俞穴进行平刮法的刮拭，直至局部出现痧痕为止。

　　（2）四肢刮拭：受术者应根据施术者在施术过程中的要求进行体位的变换，施术者将刮痧介质涂于刮拭部位，先对上肢的曲池穴、合谷穴进行刮拭，其中曲池穴采用斜刮法，合谷穴采用角刮法，直至刮拭出痧痕为止。再对下肢的血海穴、阴陵泉穴、足三里穴、三阴交穴进行刮拭，其中血海穴用平刮法，阴陵泉穴和三阴交穴用斜刮法，足三里穴用竖刮法，直至出现痧痕为止。

　　　　　　　　　　　　小贴士

湿疹的日常生活注意事项：

1.避免皮肤局部刺激，如热水烫洗，过度搔抓等；

2.忌吃辛辣刺激性食物，忌烟酒，尽量少吃或者不吃海鲜、牛羊肉等发物；

3.不可滥用止痒和刺激性的外用药物，如碘酒、药酒等；

4.尽量少接触化学成分用品，洗衣粉长期接触的话也会导致症状加剧的。

痤疮

痤疮俗称"青春痘"，又名"粉刺""酒刺""暗疮"等，通常好发于面部、颈部、胸背部、肩膀和上臂。它是一种毛囊皮脂腺单位的慢性炎症性皮肤病，临床以白头粉刺、黑头粉刺、炎性丘疹、脓疱、结节、囊肿等为主要表现。这种疾病青春期多见，但也不完全受年龄阶段的限制，从儿童到成人，几乎所有年龄段的人都可以发病。

1.取穴

大椎穴、肺俞穴、肾俞穴、曲池穴、尺泽穴、合谷穴、少商穴、足三里穴、丰隆穴、三阴交。

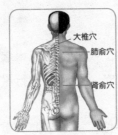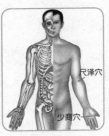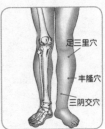

2.刮拭

（1）背部刮拭：受术者取坐位，施术者将需要刮拭的部位涂抹刮痧介质后，按照自上而下的顺序对大椎穴、肺俞穴、肾俞穴进行刮拭，除大椎穴采用角刮法外，其余两穴都用平刮法刮拭，直至局部出现痧痕为止。

（2）四肢刮拭：受术者取坐位或仰卧，然后从上肢开始刮拭，依次刮拭曲池穴、尺泽穴、合谷穴、少商穴，其中曲池穴和尺泽穴采用斜刮法，合谷穴和少商穴采用竖刮法。刮至下肢部位的时候，依次刮拭足三里穴、丰隆穴、三阴交穴，足三里穴和丰隆穴采用竖刮法，三阴交穴则采用斜刮法，直到被刮拭部位皮肤出现紫红色斑点为止。

小贴士

痤疮的预防及保健：

1.精神、心理因素很重要：要乐观自信，坚持积极、合理的治疗。

2.饮食方面：要注意"四少一多"，即少吃辛辣食物，少吃油腻食物，少吃甜食，少吃"发物"（如狗肉、羊肉等），多吃凉性蔬菜、水果，但要防止过量后引起胃病。

3.生活方面：最好不吸烟，不喝酒及浓茶等，活动性、炎症性痤疮患者要少晒太阳，避免风沙，太冷、太热、太潮湿的场所也对痤疮不利。

白发 〇

白发指头发全部或部分变白，分有老年白发和少白发。

1.取穴

神庭穴、百会穴、风府穴、大椎穴、膻中穴、天枢穴、气海穴、合谷穴、阴陵泉穴、足三里穴、三阴交穴、太溪穴。

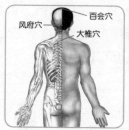
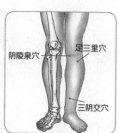

2.刮拭

（1）头部刮拭：受术者取仰卧位或坐位，施术者向其需要刮拭的部位均匀涂抹刮痧介质，再对神庭穴、百会穴、风府穴进行平刮法的刮拭，直至局部出现血点为止。

（2）背部刮拭：受术者取俯卧位，施术者向其需要刮拭的部位均匀涂抹刮痧介质，然后按照自上而下的顺序，对大椎穴进行角刮法的刮拭，直至局部出现血点为止。

（3）胸腹部刮拭：受术者取仰卧位，施术者向其需要刮拭的部位均匀涂抹刮痧介质，然后按照自上而下的顺序，对膻中穴、天枢穴、气海穴进行角刮法的刮拭，直至局部出现血点为止。

（4）四肢刮拭：受术者取仰卧位或坐位，施术者向其需要刮拭的部位均匀涂抹刮痧介质，再对手臂合谷穴进行角刮法的刮拭，后再对下肢阴陵泉穴、足三里穴、三阴交穴、太溪穴进行角刮法的刮拭，直至局部出现血点为止。

---------------------------- 小贴士 ----------------------------

食疗治白发：

1.何首乌40克、枸杞子20克、野菊花40克、大红枣100克、冰糖20克、生地20克放入壶中，用开水冲好，每天代替茶水饮用，长期坚持饮用，可收到意想不到的效果。

2.黑芝麻、花生、杏仁、松子、核桃仁、熟绿豆各半斤，用石磨碾成末之后，装入消过毒的瓶子中，每日早、晚冲服50克，长久坚持下去，头发会变得光泽、乌黑。

黄褐斑

黄褐斑也称为肝斑和蝴蝶斑，是面部黑变病的一种症状，是发生在颜面的色素沉着斑。黄褐斑主要因女性内分泌失调，精神压力大，各种疾病（肝肾功能不全、妇科病、糖尿病）以及体内缺少维生素及外用化学药物刺激引起。

中医认为，如果脸上出现了黄褐斑，说明体内一定有肝火旺盛、气血瘀滞、脾脏亏虚、肾阴亏虚等问题。

1.取穴

大椎穴、肺俞穴、心俞穴、膈俞穴、肝俞穴、胆俞穴、脾俞穴、肾俞穴。

2.刮拭

背部刮拭：受术者取坐位，施术者先在需要刮痧部位均匀地涂抹刮痧介质，然后再按照自上而下的顺序刮拭大椎穴、肺俞穴、心俞穴、膈俞穴、肝俞穴、胆俞穴、脾俞穴、肾俞穴，其中除大椎穴用角刮法外，其余穴位都用平刮法刮拭，直至将局部皮肤刮拭出紫红色的痧痕为止。

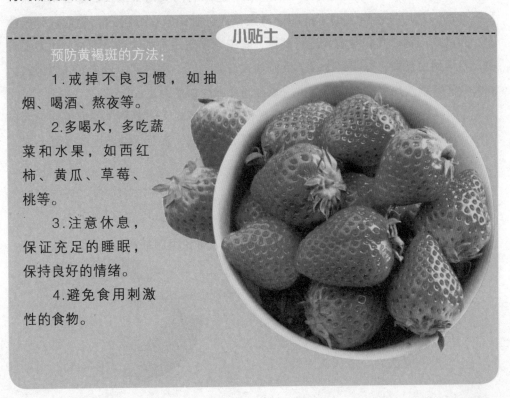

小贴士

预防黄褐斑的方法：

1.戒掉不良习惯，如抽烟、喝酒、熬夜等。

2.多喝水，多吃蔬菜和水果，如西红柿、黄瓜、草莓、桃等。

3.注意休息，保证充足的睡眠，保持良好的情绪。

4.避免食用刺激性的食物。

面部色斑

面部色斑是发生于面部的淡褐色或褐色斑，为一种常见的色素沉着性皮肤病。本病相当于中医的"肝斑""黧黑斑"，多发于中年妇女。

1.取穴

大椎穴、肺俞穴、心俞穴、膈俞穴、肝俞穴、胆俞穴、脾俞穴、肾俞穴、阳陵泉穴、太冲穴。

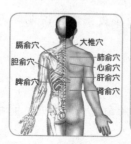
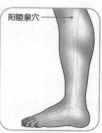
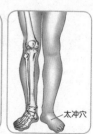

2.刮拭

（1）面部刮拭：受术者取仰卧，施术者向其需要刮拭的部位均匀涂抹刮痧介质，先刮面部局部病变部位，因为面部出痧影响美观，因此手法要轻柔，以不出痧为度，且面部不需涂抹活血剂，通常用补法，忌用重力大面积刮拭。

（2）背部刮拭：受术者取仰卧或坐位，施术者向其需要刮拭的部位均匀涂抹刮痧介质，然后按照自上而下的顺序对大椎穴、肺俞穴、心俞穴、膈俞穴、肝俞穴、胆俞穴、脾俞穴和肾俞穴进行刮拭，其中大椎穴用角刮法进行刮拭，用力要轻柔，不可用力过重，以出痧为度。而肺俞穴、心俞穴、膈俞穴、肝俞穴、胆俞穴、脾俞穴和肾俞穴用平刮法进行刮拭，直至局部出现血点为止。

（3）下肢刮拭：受术者取仰卧或坐位，施术者向其需要刮拭的部位均匀涂抹刮痧介质，再对阳陵泉穴、太冲穴进行角刮法的刮拭，直至局部出现血点为止。

----------------- 小贴士 -----------------

预防色斑的方法：

1.防止毛孔阻塞，随时保持毛孔畅通，彻底实施按摩、敷面、吸除沉淀色素之护理工作。

2.多摄取维C含量高之美白食物及水果。

3.营养补充，并健全肝脏功能。

4.多食用含钙量较高之食物。

5.保持愉快之心情，解除疲劳。

皮肤瘙痒

皮肤瘙痒是指无原发皮疹，但有瘙痒的一种皮肤病。

皮肤瘙痒症属于神经精神性皮肤病，是一种皮肤神经官能症疾患。分普通型和过敏型。可全身发生，尤以面、背和四肢为多。临床上将只有皮肤瘙痒而无原发性皮肤损害者称之为瘙痒症。属中医"痒风"的范畴。

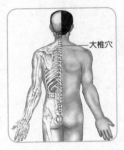 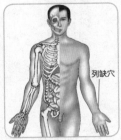 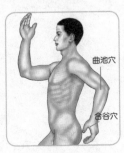 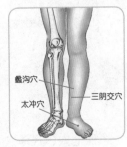

1.取穴

大椎穴、曲池穴、列缺穴、合谷穴、三阴交穴、蠡沟穴、太冲穴。

2.刮拭

（1）背部刮拭：受术者取坐位，施术者在涂完刮痧介质后对大椎穴进行角刮法刮痧，直至出现出血点为止。

（2）四肢刮拭：受术者仰卧，施术者涂完刮痧介质后，先对上肢的曲池穴、列缺穴、合谷穴进行刮拭，其中曲池穴采用斜刮法刮拭，列缺穴与合谷穴采用角刮法刮痧，至出现痧痕为止。再对下肢的三阴交穴、蠡沟穴、太冲穴进行刮拭，其中蠡沟穴和三阴交穴采用斜刮法进行刮拭，太冲穴则采用角刮法进行刮拭，直至出现痧痕为止。

------------------------------ 小贴士 ------------------------------

预防皮肤瘙痒的方法：

1.生活规律，早睡早起，适当锻炼，及时增减衣服，避免冷热刺激；

2.全身性瘙痒患者应注意减少洗澡次数，洗澡时不要过度搓洗皮肤，不用碱性肥皂；

3.内衣以棉织品为宜，应宽松舒适，避免摩擦；

4.精神放松，避免恼怒忧虑，树立信心。积极寻找病因，去除诱发因素；

5.戒烟酒、浓茶、咖啡及一切辛辣刺激食物，饮食中适度补充脂肪。

过敏性皮炎

过敏性皮炎是由过敏原引起的皮肤病，主要是指人体接触到某些变应原而引起皮肤红肿、发痒、风团、脱皮等皮肤病症。

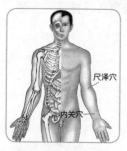 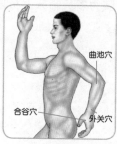 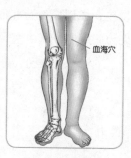 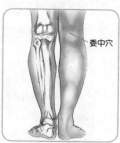

尺泽穴 内关穴 曲池穴 合谷穴 外关穴 血海穴 委中穴

1.取穴

曲池穴、尺泽穴、外关穴、内关穴、合谷穴、血海穴、委中穴。

2.刮拭

（1）手臂刮拭：受术者取坐位，施术者向其需要刮拭的部位均匀涂抹刮痧介质，然后按照自上而下的顺次对曲池穴、尺泽穴、外关穴、内关穴和合谷穴进行刮拭，其中曲池穴、外关穴、合谷穴采用角刮法，而尺泽穴、内关穴采用斜刮法刮拭，直至局部出现血点为止。

（2）下肢刮拭：受术者取仰卧或坐位，施术者向其需要刮拭的部位均匀涂抹刮痧介质，然后按照自上而下的顺序用斜刮法对血海穴和委中穴进行刮拭，直至局部出现血点为止。

小贴士

过敏性皮炎家庭日常养护注意事项：

1.避免再次刺激局部，也不要用热水或肥皂水去清洗局部，更不能用那些刺激性较强的药物在局部涂抹，特别注意的是不能随便应用激素类药物在局部涂抹，这些都是非常容易使疾病恶化或复发的常见因素。

2.尽可能地了解皮炎发生、发展的基本规律，配合医生的治疗，树立治愈疾病的信心。

3.避免食用一些刺激性食物，如葱、姜、蒜、浓茶、咖啡、酒类及其他容易引起过敏的食物，如鱼、虾等海味。

第 八 章

美容保健

MEI RONG BAO JIAN

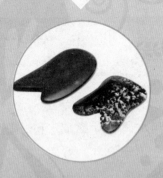

美白肌肤

肌肤想要实现最让人心动的白皙，当然需要花费一些时日。虽说天生的白皙肌肤固然让人艳羡不已，但凭借后天的努力，把"黑肉底"变成"透白肌"，却更值得自豪。

1.取穴

印堂穴、太阳穴、颧髎穴、大迎穴、阳白穴、神庭穴、素髎穴、承泣穴、地仓穴、颊车穴、下关穴、头维穴、大椎穴、合谷穴、足三里穴。

2.刮拭

（1）面部刮拭：受术者应该采取坐位或仰卧的体位进行面部美白穴位的刮拭。面部的美白刮痧应该分为3个区域进行：第一个区域是印堂穴、太阳穴、颧髎穴、大迎穴；第二个区域是从督脉的神庭穴直至素髎穴，按照自上而下的顺序进行美白刮拭；第三个区域在双侧的阳白穴。

每次刮拭，当面部发热或者微微泛红的时候，应该停止刮拭。刮拭完毕后，再均匀地沿着胃经的承泣穴、地仓穴、颊车穴、下关穴、头维穴这条线路进行自上而下的刮拭，每个穴位刮拭10次左右。

（2）背部刮拭：受术者取坐位，施术者用角刮法刮拭督脉的大椎穴，直至出现出血点为止。

（3）四肢刮拭：受术者按照施术者的要求变换姿势和体位，先对受术部位涂抹刮痧介质，然后对合谷穴、足三里穴进行重点刮拭，当穴位出现出血点的时候，说明可以停止刮拭。美白穴位的刮拭，每次每个部位应该刮拭10次左右，不可以天天刮拭，应该按照每周一次的周期进行刮拭。

小贴士

1.银耳美白面膜

成分 银耳、黄芪、白芷、茯苓、玉竹各5克。**制作** 将以上共研成细末，并配面粉5克，用水调和。**用法** 将其涂面，每次30分钟。**功效** 滋养肌肤，茯苓能祛除面斑，并引导诸药直入肌肤，但皮肤有炎症的女性慎用。

2.白芷美白面膜

成分 白芷10克，白附子10克。**制作** 将两味中药共研细末，加水和蜂蜜适量调和。**用法** 将其敷面，20分钟后洗净。**功效** 有祛斑、消斑、增白作用，适用于面部色素沉着或有黄褐斑的女性。

防皱去皱 ◯

皱纹，饱含着一个人在这个世界走过的路程，是一种沧桑和历练的表现。然而在这个娱乐至上的今天，它是每个人共同的拒绝。

赶走皱纹，女人们也是各有各绝招。想奢侈？各大品牌的除皱产品，价格虽然昂贵，但仍然是当仁不让的首选。囊中羞涩？别担忧，女人们各有绝招，发挥自己千奇百怪的想象力，让除皱这项复杂的"高科技"也能变得如此居家。

1.取穴

丝竹空穴、攒竹穴、太阳穴、颊车穴、迎香穴、巨髎穴、中脘穴、曲池穴、合谷穴。

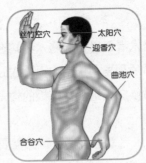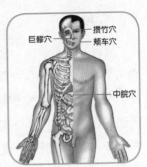

2.刮拭

（1）头面部刮拭：受术者取坐位，施术者按照自上而下的方向和顺序对丝竹空穴、攒竹穴、太阳穴、颊车穴、迎香穴、巨髎穴进行竖法的刮拭，手法要轻柔，以不出痧为度。

（2）腹部刮拭：受术者取俯卧位，施术者在中脘穴及其周围部分涂抹刮痧介质，然后用点按法进行刮拭，直至出现酸胀感为止。

（3）上肢刮拭：受术者仰卧或取坐位，施术者按照自上而下的顺序对曲池穴、合谷穴两个穴位进行刮拭，直至出现出血点为止。

小贴士

偏方水果防皱去皱：

橘子皮蜂蜜去皱：将橘子连皮一起捣烂，浸入少许医用酒精，再加入适量蜂蜜，放入冰箱一周后取出使用。涂抹在脸上，既润滑皮肤，还能去除皱纹。

香蕉橄榄油去皱：将香蕉去皮捣烂后，加半匙橄榄油，一起放入碗中，搅拌均匀后，涂在脸上，也有去皱的效果。

西红柿蜂蜜：将西红柿切碎，压成汁，再加入少许蜂蜜调匀，涂抹于面部，也有不错的去皱效果。

去黑眼圈 ○

黑眼圈是由于经常熬夜，情绪不稳定，眼部疲劳、衰老，静脉血管血流速度过于缓慢，眼部皮肤红细胞供氧不足，静脉血管中二氧化碳及代谢废物积累过多，形成慢性缺氧，血液滞流，从而造成眼部色素沉着而成。

1.取穴

睛明穴、承泣穴、四白穴、心俞穴、肝俞穴、脾俞穴、肾俞穴、光明穴。

2.刮拭

（1）面部刮拭：受术者取坐位，施术者站在其对面，刮拭前在需要刮拭的部位均匀地涂上刮痧介质，然后用角刮法自内而外对眼周睛明穴、承泣穴、四白穴进行刮拭，在刮拭眼周穴位的时候应该选择刮痧板的棱角处，手法一定要轻柔，以免损伤眼周肌肤。

（2）背部刮拭：受术者取坐位，在背部需要刮拭的部位涂上刮痧介质，然后自上而下地对心俞穴、肝俞穴、脾俞穴、肾俞穴依次进行平刮法刮拭，直至刮拭部位产生紫红色的痧痕为宜。

（3）下肢刮拭：受术者取坐位，双腿屈曲，自上而下地对光明穴进行竖刮法刮拭，直至皮肤出现紫红色的痧痕为宜。

小贴士

1.记着必须使用适当的眼部卸妆用品，才可以彻底卸除所有眼部化妆。误用不当的卸妆用品可能会导致双眸敏感不适。

2.眼部四周肌肤并没有油脂腺，是全身最脆弱的部位之一，纤薄程度跟航空信封不相伯仲，怎么可以不小心护理？

3.使用成分过重的眼霜会令你在清早起来时双眼显得浮肿，所以应选择配方较为轻柔的眼霜或啫喱。

4.最传统的方法：几片黄瓜或冷藏过的茶包永远是快捷便宜的消肿好帮手。

5.很多人在眼部四周涂上遮瑕用品时，都会因一时手重弄得糊成一片。解决方法是将遮瑕用品混和眼霜，令它变得较为幼滑滋润，再用遮瑕扫或唇扫扫匀，效果会自然一点。